INTRODUZIONE

Food for Life

"Cibo per la vita e alimentazione consapevole. Svelare i segreti della nutrizione"

Benvenuti nel mondo della nutrizione e della alimentazione sana.
In questo libro, vi guiderò attraverso un viaggio che combina la mia esperienza trentennale come cuoco e chef con le conoscenze approfondite che ho acquisito nello studio della nutrizione.
Sono entusiasta di condividere con voi i segreti di un'alimentazione sana e adeguata che può trasformare la vostra vita.

L'alimentazione è un aspetto fondamentale della nostra esistenza, eppure spesso siamo influenzati da una miriade di fattori esterni che ci spingono verso scelte alimentari poco salutari.
In questo libro, affronteremo il tema della consapevolezza alimentare, cercando di comprendere appieno la connessione con il cibo, imparando a riconoscere il potere del marketing e la manipolazione dei prodotti alimentari che ci circondano. Scopriremo come prendere decisioni informate e fare scelte alimentari che ci avvicinino a una vita più sana.

Esploreremo i nutrienti essenziali e le sostanze benefiche contenute negli alimenti. Dalle vitamine, minerali e proteine, carboidrati e grassi, alle più ricercate e meno conosciute ufficialmente.
Impareremo come combinare in modo equilibrato gli ingredienti per fornire al nostro corpo ciò di cui ha bisogno per funzionare al meglio, ed esploreremo il mondo segreto del potere medico di certe sostanze.
Allo stesso tempo, esamineremo anche le sostanze dannose che possono essere presenti negli alimenti, come gli additivi artificiali o gli eccessi di sodio e fluoro, zucchero e glutine, il glutammato monododico (MSG) e i loro potenziali effetti negativi sull'organismo. Esamineremo da vicino alcuni aspetti sociali, politici e economici che riguardano certe sostanze, riportando ricerche e dibattiti che le implicano.

Oltre a ciò, esploreremo i movimenti alimentari emergenti, le mode culinarie e le diverse filosofie che li sostengono.
Dal vegetarianismo al veganismo, dalla dieta a basso contenuto di carboidrati alla dieta senza glutune, esploreremo le opzioni disponibili e valuteremo i loro pro e contro e gli aspetti piu importanti da tenere in considerazione.

Per rendere l'esperienza di apprendimento ancora più gustosa, questo libro includerà un ricettario con una vasta gamma di piatti sani e deliziosi.
Snack e bevande che possono sostituire i vari alimenti industriali ultra-processati.
Saranno forniti consigli pratici su come selezionare gli ingredienti, cucinare in modo sano e mantenere l'equilibrio nella preparazione dei pasti.
Ogni ricetta sarà accompagnata da informazioni nutrizionali per consentirvi di monitorare il proprio livello energetico.
Inoltre insegnerò alcuni metodi e protocolli che vi serviranno a "pulire e sanare" l'organismo, con l'aiuto di deliziosi alimenti.
Mi auguro che questo libro vi ispiri a guardare l'alimentazione con occhi nuovi, fornendovi le conoscenze e gli strumenti necessari per adottare un approccio consapevole all'alimentazione.
Spinto e motivato dalla mia profonda passione per la cucina, ho sempre trovato gioia nella creazione di piatti deliziosi e una forte curiosità per il mondo culinario iniziando a studiare e lavorare presto.
Con oltre 30 anni di esperienza, ho avuto l'opportunità di manipolare una vasta gamma di alimenti, le varie metodologie e tecniche di lavorazione, scoprendo l'importanza di ogni ingrediente.
Ma, è stato durante il mio percorso professionale che ho aperto gli occhi sulla stretta relazione tra cibo e salute. Mi sono reso conto che la scelta degli alimenti e il modo in cui vengono preparati possono avere un impatto significativo sulla nostra salute a lungo termine.
Questa consapevolezza mi ha spinto ad approfondire lo studio e la ricerca sulle sostanze contenute negli alimenti e sulle loro implicazioni per il benessere umano, interessandomi ulteriormente alla nutrizione e il mondo che la circonda.
Le mie esperienze personali e familiari hanno ulteriormente rafforzato la mia determinazione a condividere questo messaggio di importanza vitale.
Ho visto personalmente i devastanti effetti di malattie infettive e altre patologie che possono essere collegati direttamente a un'alimentazione non adeguata.
Questi eventi mi hanno fatto riflettere sul potere che abbiamo di prendere il controllo della nostra salute attraverso le nostre scelte alimentari.

È con questo bagaglio di conoscenze, esperienze e passione che ho deciso di scrivere questo libro. Il mio obiettivo è educare i lettori alla realtà culinaria, alla vasta gamma di alimenti disponibili e alle sostanze benefiche contenute in essi. Desidero fornire una guida pratica per aiutare le persone a fare scelte alimentari consapevoli e informate.

Questo libro è una testimonianza del mio impegno per un cambiamento positivo nella vita delle persone. Attraverso un approccio basato sulla conoscenza, sulla ricerca e sulla mia esperienza personale, desidero offrire strumenti pratici per raggiungere una migliore salute attraverso la cucina sana.

Spero che questa lettura ti ispiri, ti informi e ti offra un nuovo punto di vista sulla relazione tra cibo e salute. Ti invito a esplorare i capitoli successivi e a scoprire un mondo di possibilità per prendere il controllo della tua salute attraverso il cibo.

[Senio Baglini]

INDICE:

► *capitolo 4*: sostanze amiche e alimenti sanatori

- triptofano
- falcarinolo
- antiossidanti
- stress ossidativo
- vitamina C
- vitamina E
- betacarotene
- licopene
- selenio
- polifenoli
- benefici degli antiossidanti per la salute
- antiossidanti conclusione
- carvacrol
- acido laurico
- magnesio
- omega-3
- amminoacidi essenziali
- flavonoidi
- isotiocianati
- carotenoidi
- composti fenolici
- reservacrolo
- curcumina
- sulforafano
- catechine del tè verde
- lignani
- riflessione

► *capitolo 5*: marketing e manipolazione

- introduzione
- tecniche di marketing ingannevole
- impatto sulla percezione della salute
- effetti sulle scelte
- regolamentazioni e normative
- consigli e suggerimenti
- conclusione

▶ *capitolo 6*: movimenti alimentari e mode culinarie

- introduzione
- vegetariana e vegana
- senza glutine
- (low carb) basso contenuto di carboidrati
- digiuno intermittente
- mode culinarie
- cucina fusion
- cibi superfood
- tendenze di presentazione e fotografia culinaria
- conclusione

▶ *capitolo 7*: ricettario e consigli utili

- introduzione al ricettario
- colazione
- pranzo
- spuntino
- cena
- snack e bevande

▶ *capitolo 8*: conclusione e riflessione

ringraziamenti, riferimenti, links

CAPITOLO 1

ALIMENTAZIONE CONSAPEVOLE:

Definizione:

La mia definizione di alimentazione consapevole è la pratica di essere presenti e consapevoli durante il processo di alimentazione, ponendo attenzione ai nostri bisogni fisici, mentali ed emotivi. Significa essere consapevoli di ciò che mangiamo, come mangiamo e perché mangiamo.

L'alimentazione consapevole implica ascoltare i segnali del proprio corpo, riconoscendo la fame fisica e la sazietà.
Significa prestare attenzione ai sapori, alle consistenze e alle sensazioni fisiche durante i pasti e durante le pause, senza distrazioni. Coinvolge anche una relazione equilibrata con il cibo, senza giudizio o restrizioni e facendo scelte alimentari che siano in linea con le nostre esigenze individuali.
Include anche la consapevolezza degli effetti delle sostanze sul nostro organismo.
Essa si basa sull'approccio intuitivo verso il cibo, cioè ascoltare i segnali del proprio corpo e fidarsi della propria saggezza interna per guidare le scelte alimentari.
Questo significa che invece di seguire diete rigide o restrittive, si presta attenzione alle esigenze individuali del corpo e si risponde adeguatamente.

L'alimentazione consapevole è un processo continuo di auto-osservazione, ascolto del corpo e presa di decisioni informate, senza giudizio o colpe legate al cibo.
Essa ci invita a sviluppare una relazione più consapevole, amorevole e rispettosa con il cibo e con noi stessi, promuovendo il benessere globale.
In conclusione, è un invito a tornare a una connessione profonda con il cibo e con noi stessi. È un viaggio che ci permette di riscoprire il piacere e la gratitudine per il cibo, di prendere decisioni alimentari basate sulla consapevolezza e di coltivare una relazione più equilibrata con il cibo e il nostro corpo.

Possiamo imparare ad ascoltare il nostro corpo come una guida affidabile, capace di indicarci ciò di cui abbiamo realmente bisogno. Possiamo nutrirci non solo fisicamente, ma anche emotivamente e mentalmente, riconoscendo che il cibo può essere un veicolo di piacere, nutrimento e benessere integrale.

L'alimentazione consapevole ci invita a lasciar cadere i giudizi, le regole rigide e le tendenze effimere legate al cibo, per abbracciare un approccio più gentile, flessibile e intuitivo.

Ci insegna a onorare la diversità delle nostre esigenze individuali, mentre manteniamo un occhio attento al benessere del pianeta.

Ricordate che non esiste una formula magica o una dieta perfetta, ma piuttosto un'opportunità di sviluppare una consapevolezza profonda e di creare una relazione amorevole con il cibo, che ci sostenga nel raggiungimento di una vita sana, equilibrata e piena di vitalità.

Scelte:

Quando si tratta di alimentazione consapevole, le scelte che facciamo giocano un ruolo cruciale nel plasmare la nostra salute e il nostro benessere.

Ogni giorno siamo di fronte a una varietà di opzioni alimentari e la nostra capacità di fare scelte consapevoli può fare la differenza nella nostra relazione con il cibo.

Una delle chiavi per fare scelte alimentari consapevoli è la consapevolezza delle nostre opzioni.

Spesso ci troviamo di fronte a un mare di prodotti alimentari, ciascuno con la sua etichetta, promesse e reclami seducenti.

La consapevolezza ci invita a porre attenzione alla qualità degli alimenti che scegliamo, leggendo attentamente gli ingredienti, valutando il loro valore nutrizionale e considerando l'effetto che avranno sul nostro corpo.

L'alimentazione consapevole non riguarda l'eliminazione di interi gruppi di alimenti o l'adesione a diete estreme.

Piuttosto, ci incoraggia a trovare un equilibrio che ci permetta di godere dei cibi che amiamo, mantenendo comunque una base nutritiva solida. È importante concedersi occasionalmente un trattamento speciale, ma anche essere consapevoli dei limiti e mantenere una moderazione sana.

Inoltre, la scelta nell'alimentazione consapevole implica anche una connessione con la fonte dei nostri alimenti.

Ciò significa porre attenzione all'origine e alla provenienza degli alimenti che acquistiamo, di conseguenza dobbiamo ampliare le nostre conoscenze nel ambito nutrizionale e sottolineo l'importanza di informarsi sulle sostanze dannose e su quelle benefiche contenute nei vari alimenti. Possiamo fare scelte che promuovano la sostenibilità ambientale, preferendo alimenti locali e di stagione o favorendo prodotti provenienti da aziende che rispettano gli standard etici e ambientali.

Infine, è importante ricordare che le scelte nell'alimentazione consapevole non sono rigide o immutabili.
La vita è fatta di sfide e situazioni in continua evoluzione, e le nostre scelte alimentari devono essere flessibili e adattabili di conseguenza.
Non si tratta di perfezione, ma di trovare un equilibrio che ci permetta di vivere una vita sana, soddisfacente e in armonia con il nostro corpo e la nostra mente.
Chiediti quale opzione risuona di più con i tuoi valori e le tue esigenze del momento. Potresti chiederti: "Questo alimento mi nutrirà in modo sano e soddisfacente? Quali nutrienti e anti-nutrienti conterrà? Sono in sintonia con l'origine di questo alimento e con il suo impatto sull'ambiente? Rispecchia le mie preferenze e le mie esigenze personali?"

Ricorda che fare scelte consapevoli non significa privarsi o rinunciare al piacere del cibo. Al contrario, ti consente di creare una relazione più positiva e gratificante con il cibo, in cui puoi goderti il gusto e il piacere di ciò che mangi senza sensi di colpa o restrizioni eccessive. Puoi trovare un equilibrio che ti permetta di soddisfare sia i tuoi bisogni fisici che i tuoi desideri gustativi.
La pratica della scelta nell'alimentazione consapevole richiede tempo, impegno e pazienza. Potresti sperimentare, fare errori e imparare lungo il percorso.
Ma ricorda che ogni scelta è un'opportunità per avvicinarti a una relazione più consapevole e amorevole con il cibo.
Quindi, la prossima volta che ti trovi di fronte a una scelta alimentare, prenditi il tempo per valutare le tue opzioni, ascoltare il tuo corpo, considerare le tue esigenze e preferenze, e scegli ciò che ti fa sentire veramente bene.
Ricorda che sei il protagonista della tua alimentazione, e ogni scelta può portarti verso un benessere più profondo e duraturo.

Consigli:

Nel percorso verso un'alimentazione consapevole, è importante adottare strategie pratiche che ci aiutino a integrare abitudini consapevoli nel nostro stile di vita. Ecco alcune strategie che puoi mettere in pratica:

Pianificazione e preparazione dei pasti:

Dedica del tempo alla pianificazione dei pasti settimanali. Prenditi il tempo per creare un menu bilanciato che includa una varietà di alimenti nutrienti. Fai una lista della spesa basata sul menu e assicurati di acquistare ingredienti freschi e di qualità. Preparare i pasti in anticipo ti permetterà di avere opzioni salutari già pronte quando hai poco tempo o ti senti affamato. Questo ti aiuterà a evitare scelte impulsiva e a seguire una dieta più consapevole.

Scelta degli ingredienti e dei prodotti:
Quando acquisti gli ingredienti, presta attenzione alla loro qualità e provenienza. Scegli prodotti freschi, preferibilmente biologici e locali, che siano ricchi di nutrienti e privi di sostanze chimiche nocive. Leggi attentamente le etichette dei prodotti confezionati e cerca di evitare quelli che contengono additivi artificiali, coloranti o conservanti. Inoltre, considera l'impatto ambientale dei prodotti che acquisti, dando la preferenza a quelli che sono sostenibili e a basso impatto ambientale.

Informarsi sulle sostanze da utilizzare e da evitare:
È importante educarsi sulle sostanze presenti negli alimenti e conoscere gli effetti che possono avere sulla nostra salute. Informarsi sugli zuccheri aggiunti, gli oli idrogenati, gli additivi artificiali e gli ingredienti altamente processati può aiutare a fare scelte più consapevoli.
Nei prossimi capitoli troverete un elenco delle sostanze da evitare e spiegerò perché possono essere dannose per la salute. Allo stesso tempo, elencheremo le sostanze più salutari e nutrienti che possono essere utilizzate come alternative più consapevoli.

Suggerisco inoltre ai lettori di cercare il supporto di familiari, amici o gruppi che condividono gli stessi obiettivi di alimentazione consapevole. Questo può essere una fonte di sostegno, incoraggiamento e condivisione di idee e ricette salutari.
Vi suggerisco di partecipare a gruppi di cucina o di condividere i progressi e le sfide sui social media o in comunità online.

Ricorda che l'alimentazione consapevole non si tratta di privazione o di seguire regole rigide, ma di fare scelte consapevoli che supportino il benessere del corpo e della mente. Queste strategie pratiche possono aiutare a integrare l'alimentazione consapevole nella vita di tutti i giorni, rendendola un'esperienza gratificante e sostenibile.

Obbiettivo:

Abbiamo esplorato l'importanza dell'alimentazione consapevole come strumento per migliorare la nostra salute e il nostro benessere complessivo.

Abbiamo discusso dei principi fondamentali dell'alimentazione consapevole, come la consapevolezza del corpo, il mindfulness, la scelta consapevole e le strategie pratiche.

Ci invita a essere presenti nel momento presente durante i pasti, ad ascoltare il nostro corpo e a soddisfare i suoi bisogni con cibo sano e nutriente.

Ci incoraggia a fare scelte alimentari consapevoli, considerando l'origine, la qualità e l'impatto ambientale degli alimenti che consumiamo. Inoltre, ci offre strategie pratiche come la pianificazione dei pasti, la scelta degli ingredienti e la consapevolezza delle porzioni.

Ricordate e ribadisco che l'alimentazione consapevole non è una dieta rigida o una restrizione, ma un modo di vivere che ci permette di godere del cibo in modo sano, bilanciato e piacevole.

Ci permette di coltivare una relazione positiva con il cibo, di ascoltare le nostre necessità individuali e di nutrire il nostro corpo e la nostra mente.

L'obbiettivo di questo capitolo e aiutarvi a esplorare e abbracciare l'alimentazione consapevole nella vostra vita, farvi conoscere la nutrizione vera, e di ricordandovi che è un percorso personale, fatto di piccoli passi e di progressi.

Siate gentili con voi stessi e siate aperti all'apprendimento e all'esplorazione continua.

Ora che abbiamo iniziato a sviluppare la consapevolezza attraverso l'alimentazione consapevole, saremo in grado di affrontare con occhi diversi i prossimi capitoli del nostro viaggio.

Attraverso questa consapevolezza, saremo in grado di prendere decisioni più informate e di comprendere meglio come certe sostanze possano influenzare il nostro benessere.

Mentre continuiamo a esplorare il meraviglioso mondo dell'alimentazione consapevole, ricordiamoci che ogni scelta che facciamo può fare la differenza. Sia che si tratti di scegliere ingredienti freschi e nutrienti, evitare sostanze nocive o praticare la moderazione, ogni passo verso un'alimentazione più consapevole è un passo verso una vita più sana e più appagante.

Manteniamo aperti gli occhi e la mente mentre continuiamo il nostro viaggio.

Siamo pronti a esplorare, a imparare e a fare scelte consapevoli.

Siamo pronti a comprendere meglio le sostanze e le loro implicazioni sulla nostra salute.

Prepariamoci ad affrontare con coraggio e consapevolezza i prossimi capitoli che ci aspettano, sapendo che ogni passo che facciamo ci avvicina sempre di più a un benessere completo e duraturo.

CAPITOLO 2

INTRODUZIONE ALLE SOSTANZE:

Presentazione:

Nei seguenti capitoli esploreremo il potere delle sostanze alimentari e il loro impatto sul nostro benessere complessivo.
Ma cosa succede esattamente quando mangiamo?

Le sostanze alimentari non sono solo fonti di nutrimento, ma veri e propri mattoni che costruiscono il nostro corpo e influenzano il nostro stato di salute e mentale.
Dal singolo pasto alla scelta degli alimenti nella nostra dieta quotidiana, le nostre decisioni alimentari possono fare la differenza tra una vita energica e sana o una vita segnata da malattie e disfunzioni.
Scopriremo i segreti delle sostanze alimentari, esplorando i nutrienti essenziali che ci forniscono energia, le vitamine e i minerali che supportano le nostre funzioni vitali, e gli antiossidanti che proteggono il nostro corpo dai danni dei radicali liberi.
Oltre a ciò, esploreremo anche i diversi tipi di alimenti, le loro proprietà e i loro effetti sulla salute. Analizzeremo le diete equilibrate, i principi della nutrizione ottimale e le linee guida per fare scelte alimentari consapevoli.

Ma non ci limiteremo solo a parlare dei nutrienti benefici.
Analizzeremo anche i diversi tipi di alimenti, compresi quelli dannosi per la nostra salute, come gli alimenti ad alto contenuto di zuccheri aggiunti, grassi saturi, Glutine, Additivi Alimentari ecc. Esploreremo gli effetti negativi che queste sostanze alimentari possono avere sul nostro corpo e sulla nostra salute a lungo termine.
La nostra avventura nel mondo dell'alimentazione e della salute ci porterà a scoprire come gli alimenti possono contribuire alla prevenzione e alla gestione di malattie, come migliorare la nostra digestione e assorbimento dei nutrienti, e come promuovere un sistema immunitario forte e resiliente.
Preparatevi a scoprire il potere degli alimenti che nutrono il nostro corpo, che ci regalano vitalità e ci aiutano a vivere una vita piena di salute e

benessere.

Nutrienti:

I nutrienti sono sostanze presenti negli alimenti che forniscono energia, sostanze costruttive e sostanze regolatrici al nostro corpo. Sono essenziali per la crescita, lo sviluppo, il mantenimento e il corretto funzionamento dei tessuti e degli organi. I principali nutrienti necessari per una sana alimentazione includono proteine, carboidrati, grassi, vitamine, minerali e acqua.

Proteine:
Sono i mattoni fondamentali per la costruzione e riparazione dei tessuti, nonché per la produzione di enzimi, ormoni e anticorpi nel nostro corpo.

Carboidrati:
sono la principale fonte di energia per il corpo. Sono suddivisi in carboidrati complessi, come quelli presenti in cereali integrali e legumi, e carboidrati semplici, come lo zucchero, che forniscono energia immediata.

Grassi:
svolgono un ruolo chiave nell'isolamento degli organi, nell'assorbimento delle vitamine liposolubili, nella produzione di energia e nella regolazione dei processi corporei. Ci sono grassi saturi, insaturi e trans, con gli insaturi considerati più salutari per il cuore.

Vitamine:
sono composti organici necessari in piccole quantità per il corretto funzionamento del corpo. Svolgono un ruolo cruciale nel metabolismo, nella produzione di energia e nella salute del sistema immunitario, tra le altre funzioni.

Minerali:
sono elementi inorganici essenziali per diverse funzioni corporee, come la formazione delle ossa, la regolazione del battito cardiaco, il trasporto dell'ossigeno e la regolazione dei fluidi corporei.

Acqua:

è fondamentale per la vita e svolge un ruolo cruciale in molti processi corporei, inclusi la digestione, l'assorbimento dei nutrienti, la regolazione della temperatura corporea e la lubrificazione delle articolazioni.

Anti-nutrienti:

Gli anti-nutrienti sono sostanze naturalmente presenti negli alimenti che possono interferire con l'assorbimento o l'utilizzo dei nutrienti nel nostro corpo. Nonostante il termine "anti-nutrienti", alcune di queste sostanze possono anche avere benefici per la salute quando consumate in quantità moderate o durante specifiche fasi della vita

Fitosostanze:
sono composti presenti nelle piante come flavonoidi, fitati e tannini, che possono interferire con l'assorbimento di minerali come ferro, calcio e zinco.

Fibrina:
è una proteina che può interferire con l'assorbimento di proteine e vitamine del gruppo B.

Acido ossalico:
è presente in alimenti come spinaci, bietole e rabarbaro e può formare cristalli con il calcio, interferendo con la sua assimilazione.

Proteasi:
è un enzima che può interferire con la digestione delle proteine nel nostro corpo.

La vera nutrizione:

Abbiamo esplorato brevemente alcune delle sostanze contenute nei cibi, concentrandoci sulle più importanti e basiche.
Tuttavia, desidero condividere con voi la mia intenzione di andare oltre ciò che viene comunemente discusso e approfondire ulteriormente questi argomenti.
È vero che molti testi e riviste sull'alimentazione forniscono informazioni preziose sulle sostanze alimentari e sui loro effetti sulla salute. Tuttavia, sento il desiderio di scavare più a fondo e offrire un'analisi più dettagliata, in modo da fornirvi un'esperienza di lettura più approfondita e stimolante. Nel mio libro, ho l'obiettivo di portarvi oltre le conoscenze comuni e di esplorare aspetti meno conosciuti e approfonditi delle sostanze alimentari. Voglio fornirvi un quadro completo e approfondito di come queste

sostanze interagiscono con il nostro corpo e influenzano la nostra salute.
Attraverso una ricerca accurata e l'utilizzo di fonti autorevoli, mi impegno
a presentarvi informazioni che vanno al di là delle nozioni di base.
Desidero offrirvi una prospettiva più ricca e dettagliata, in modo da poter
fare scelte alimentari consapevoli e informate.
Vorrei sottolineare che negli ultimi anni si è dedicata molta attenzione allo
studio degli effetti di diverse sostanze presenti nei cibi sulla salute umana.
È un campo in continua evoluzione, in cui emergono nuove scoperte e si
aprono dibattiti scientifici su vari aspetti.
È importante comprendere che alcune delle sostanze alimentari trattate nel
libro sono ancora oggetto di discussione e studio all'interno della comunità
scientifica.
Mentre abbiamo cercato di presentare informazioni basate su ricerche
solide e affidabili, è essenziale riconoscere che il panorama scientifico è in
costante evoluzione.
Testi e riviste scientifiche sono le fonti principali in cui i ricercatori
condividono le loro scoperte e i risultati delle loro indagini. È attraverso
questi canali che vengono pubblicati i nuovi studi e le revisioni scientifiche
che contribuiscono a sviluppare ulteriormente la nostra comprensione sulle
sostanze alimentari e i loro effetti sulla salute.
Alcune sostanze alimentari potrebbero essere oggetto di dibattiti e opinioni
contrastanti nella comunità scientifica.
Ciò può derivare da differenze nei metodi di studio, nell'interpretazione dei
dati o nella diversità delle popolazioni coinvolte nelle ricerche.
È importante tenere presente che queste discussioni scientifiche sono parte
integrante del processo di scoperta e comprensione.
In questo contesto, il mio impegno è quello di fornire una panoramica
degli studi e delle evidenze disponibili al momento della stesura del libro.
Tuttavia, vi incoraggio a mantenervi aggiornati su nuovi sviluppi
scientifici consultando regolarmente testi e riviste specializzate.
Ci immergeremo nelle sostanze alimentari che sono state oggetto di
dibattiti accesi e studi approfonditi. Ho selezionato queste sostanze perché
rappresentano una fonte di grande interesse e suscitano molte discussioni
all'interno della comunità scientifica.

Nel capitolo successivo, esploreremo le sostanze alimentari che spesso
vengono considerate dannose per la salute umana. Analizzeremo le
evidenze scientifiche e le ricerche disponibili per comprendere meglio i
potenziali effetti negativi che possono avere sul nostro organismo. Sarà
un'opportunità per esaminare le sfumature delle controversie e acquisire
una comprensione più approfondita su questi argomenti.

Nel capitolo successivo ancora invece, ci concentreremo sulle sostanze
alimentari che sono ampiamente riconosciute come benefiche per la salute.

Esploreremo le proprietà nutritive, gli effetti positivi sul corpo e le fonti alimentari in cui si possono trovare.

Questa sezione ci offrirà un'opportunità per comprendere meglio come possiamo incorporare queste sostanze benefiche nella nostra alimentazione quotidiana per promuovere una salute ottimale.

Separare le sostanze dannose e benefiche in due capitoli distinti ci consentirà di approfondire le informazioni in modo più accurato e completo. Affronteremo gli argomenti con una prospettiva critica e scientifica, presentando evidenze e ricerche per supportare le nostre discussioni.

Vi auguro un buon proseguimento nella lettura dei prossimi due capitoli del nostro libro sull'alimentazione. Sono sicuro che l'approfondimento sulle sostanze alimentari dibattute e studiate sarà stimolante e arricchente. Spero che questi capitoli vi offrano una visione approfondita delle controversie e dei dibattiti che circondano queste sostanze, così come una comprensione più completa dei loro effetti sulla salute.

Che siate appassionati di scienza, in cerca di consigli pratici per migliorare la vostra alimentazione o semplicemente curiosi di approfondire le tematiche legate all'alimentazione, sono sicuro che troverete informazioni interessanti ed istruttive.

Continuate ad esplorare, scoprire e approfondire le vostre conoscenze sull'alimentazione.

CAPITOLO 3

SOSTANZE DANNOSE E ALIMENTI DA CONTROLLARE:

Il glutine:

Il glutine è una proteina complessa composta da due frazioni principali: la glutenina e la gliadina. È presente in vari cereali, in particolare nel grano, segale, orzo e farro. Il glutine è responsabile della viscosità e dell'elasticità della massa durante la lavorazione degli alimenti che contengono questi cereali.

Ecco alcuni punti importanti da considerare riguardo al glutine e alla maglia glutinea:

Struttura della maglia glutinea:

Quando gli alimenti contenenti glutine vengono lavorati, le proteine del glutine si combinano con l'acqua e formano una struttura tridimensionale chiamata "maglia glutinea". Questa maglia conferisce elasticità e tenuta alla massa, consentendo di intrappolare l'anidride carbonica prodotta durante la fermentazione e facilitando la lievitazione del pane e di altri prodotti da forno.

Ruolo nella panificazione:

La presenza di glutine è essenziale per la panificazione, in quanto conferisce alla pasta la capacità di trattenere il gas prodotto dai lieviti, permettendo così la formazione di una struttura alveolare e una consistenza soffice nel prodotto finito. La maglia glutinea cattura l'anidride carbonica, consentendo il gonfiamento e la lievitazione dell'impasto.

Sensibilità al glutine e celiachia:

Alcune persone possono essere sensibili al glutine o affette da celiachia, una malattia autoimmune. Nella celiachia, il glutine causa una reazione immunitaria che danneggia la mucosa intestinale, compromettendo l'assorbimento dei nutrienti.
Le persone con celiachia devono seguire una dieta rigorosamente priva di glutine per evitare problemi di salute.

Ruolo in altre preparazioni culinarie:

Il glutine viene utilizzato anche come additivo alimentare in alcuni prodotti per conferire consistenza e viscosità. Ad esempio, viene spesso utilizzato nella produzione di seitan, un alimento a base di glutine di frumento, che viene utilizzato come sostituto della carne in alcune diete vegetariane o vegane.

La sensibilità al glutine non celiaca è un disturbo in cui le persone manifestano sintomi simili a quelli della celiachia, ma senza gli stessi danni all'intestino. Non è ancora completamente compreso cosa provochi la sensibilità al glutine non celiaca, ma alcuni studi suggeriscono che potrebbero essere coinvolte reazioni immunitarie o reazioni a componenti diversi dal glutine stesso.
il tema del glutine e delle sue potenziali implicazioni sulla salute è oggetto di dibattito nella comunità scientifica alimentare. Molti professionisti del settore hanno diverse opinioni e teorie riguardo al ruolo del glutine nelle infiammazioni e nella salute intestinale.
Alcuni studi e alcune testimonianze personali indicano che alcune persone possono sperimentare sintomi o miglioramenti della salute eliminando il glutine dalla loro dieta, anche in assenza di celiachia o sensibilità al glutine non celiaca.
Questo ha portato a diverse teorie sul potenziale impatto del glutine sulla salute, inclusa l'idea che possa contribuire alle infiammazioni nell'intestino o in altre parti del corpo.
L'intestino è un organo fondamentale per il benessere mentale e fisico dell'individuo. Infatti, l'intestino è popolato da trilioni di batteri che costituiscono il microbiota intestinale, che svolge una serie di funzioni importanti per la salute dell'organismo, tra cui il mantenimento del sistema immunitario, la produzione di sostanze chimiche che influenzano il cervello e la regolazione dell'infiammazione.
Tuttavia, la dieta moderna può compromettere la salute dell'intestino, in particolare a causa del consumo di farine raffinate e glutine.
Le farine raffinate, come la farina bianca, sono povere di fibre e nutrienti, e possono causare problemi di digestione e infiammazione. Inoltre, il glutine, una proteina presente nel grano, nel segale e nell'orzo, può causare una condizione chiamata "sindrome dell'intestino permeabile" o "leaky gut syndrome", in cui la parete dell'intestino diventa più permeabile del

normale, consentendo alle sostanze non digerite e alle tossine di entrare nel flusso sanguigno e causare infiammazione.

L'infiammazione dell'intestino può avere effetti negativi sulla salute mentale, causando problemi di umore, ansia e depressione. Inoltre, alcuni studi suggeriscono che una dieta ricca di glutine può aumentare il rischio di schizofrenia e altri disturbi psichiatrici.

Per proteggere la salute dell'intestino, è consigliabile ridurre il consumo di farine raffinate e glutine e scegliere cibi ricchi di fibre e nutrienti, come cereali e farine integrali.

Inoltre, possono essere utili integratori alimentari come probiotici e prebiotici, che aiutano a mantenere la salute del microbiota intestinale.

Infine, è importante seguire uno stile di vita sano, che includa esercizio fisico regolare e riduzione dello stress, per migliorare la salute mentale e fisica complessiva.

Il grano antico, anche noto come "grano non ibrido", è una varietà di grano che è stata coltivata per migliaia di anni e che non è stata geneticamente modificata. Al contrario, il grano moderno, come il frumento che viene comunemente coltivato oggi, è stato selezionato per le sue proprietà di crescita e resa, e spesso è stato ibridato per aumentare il contenuto di glutine. In effetti, gli ibridi di grano moderni contengono circa il doppio del glutine rispetto al grano antico.

Ci sono molte teorie sul fatto che il glutine dei cereali moderni possa essere più problematico rispetto a quello del grano antico, a causa di una serie di fattori come il contenuto di glutine, il tipo di glutine e il modo in cui viene coltivato il frumento moderno.

Alcune ricerche suggeriscono che il grano moderno, in particolare il frumento, possa contenere più proteine del glutine che causano reazioni allergiche o infiammazione, rispetto al grano antico. Tuttavia, è importante notare che non tutti i cereali moderni contengono più glutine rispetto ai loro antenati. Ad esempio, il farro, una varietà di grano antico, contiene un quantitativo simile di glutine rispetto alla maggior parte dei frumenti moderni.

Inoltre, la differenza di glutine tra il grano antico e quello moderno non è l'unica causa di problemi di salute legati al consumo di cereali. Altri fattori, come il processo di lavorazione e la presenza di additivi nei prodotti a base di cereali, possono influenzare la loro digeribilità e la risposta immunitaria dell'organismo.

"sindrome dell'intestino permeabile" o "leaky gut syndrome" è un termine usato per descrivere un'alterazione dell'integrità della barriera intestinale, che consente a sostanze dannose di passare attraverso la parete intestinale e entrare nel flusso sanguigno. Ciò può causare una reazione immunitaria e infiammatoria nel corpo e può essere associato a una varietà di problemi di salute, tra cui disturbi gastrointestinali, problemi di pelle, allergie e malattie autoimmuni.

Al momento non esiste una correlazione scientificamente provata tra il "leaky gut syndrome" e il cancro. Tuttavia, l'infiammazione cronica causata dal "leaky gut syndrome" può aumentare il rischio di sviluppare alcune malattie croniche, tra cui alcune forme di cancro. Inoltre, l'intestino permeabile può favorire l'assorbimento di sostanze dannose, come i composti cancerogeni, che possono contribuire allo sviluppo di alcuni tipi di tumore.

È importante sottolineare che il "leaky gut syndrome" non è riconosciuto come una patologia medica ufficialmente riconosciuta e non esiste un test diagnostico specifico per la sua identificazione. Alcuni esperti suggeriscono che una dieta povera di glutine e l'eliminazione di altri allergeni alimentari possono aiutare a migliorare l'integrità della barriera intestinale e ridurre i sintomi associati al "leaky gut syndrome", ma è necessaria ulteriore ricerca per comprendere meglio questa sindrome e le sue possibili implicazioni per la salute.

Alcuni studi non ufficiali dimostrano che almeno il 60% della popolazione mondiale si affetta da questa sindrome, ed i dati relativi sono in aumento negli ultimi 20 anni , correlato al aumento di casi di celiachia.

Tuttavia, è importante sottolineare che le prove scientifiche a sostegno di queste teorie non sono ancora definitive. Alcuni studi suggeriscono un'associazione tra il glutine e l'infiammazione in alcune persone, ma sono necessarie ulteriori ricerche per comprendere meglio il meccanismo e l'entità di questo potenziale effetto.

Glutammato monosodico (MSG)

Definizione:

Il glutammato monosodico (MSG) è un additivo alimentare costituito da un sale di sodio dell'acido glutammico, un aminoacido non essenziale presente naturalmente in molti alimenti.

Uso:

L'MSG viene utilizzato in molti prodotti alimentari, come snack salati, zuppe in scatola, condimenti, salse e alimenti pronti. Aggiunto ai cibi, l'MSG è noto per migliorare il sapore umami, che è uno dei cinque sapori di base insieme al dolce, salato, acido, amaro, conferendo un gusto saporito e pieno.

Potenziali danni:

Ci sono state preoccupazioni riguardo ai potenziali danni derivanti dall'uso di MSG. Alcune persone segnalano reazioni avverse come mal di testa, sudorazione, palpitazioni cardiache e sensazione di bruciore o formicolio dopo aver consumato cibi contenenti MSG. Questo fenomeno è noto come "sindrome dell'MSG" o "sindrome del ristorante cinese". Tuttavia, è importante notare che la maggior parte delle persone può consumare MSG senza problemi. Solo una piccola percentuale di individui sembra essere sensibile all'MSG e manifesta queste reazioni.

Ricerche:

Numerosi studi scientifici sono stati condotti per valutare la sicurezza dell'MSG. La Food and Drug Administration (FDA) degli Stati Uniti considera il glutammato monosodico come una sostanza "generalmente riconosciuta come sicura" (GRAS) quando utilizzata nei limiti stabiliti. Le evidenze scientifiche disponibili finora non hanno dimostrato in modo conclusivo che l'MSG causi danni alla salute nelle quantità normalmente consumate.
Alcune ricerche hanno esaminato l'effetto dell'MSG sulle persone che riportano la sindrome dell'MSG e hanno suggerito che potrebbe esserci una sensibilità individuale in un sottogruppo di individui. Tuttavia, sono necessarie ulteriori ricerche per comprendere appieno questa sensibilità e le cause delle reazioni avverse segnalate.
è importante informare i lettori che nonostante il glutammato monosodico (MSG) sia tollerato dalla maggior parte delle persone in quantità controllate, esiste una tendenza diffusa all'abuso di prodotti contenenti MSG, come snack, salse e cibi processati, fin dalla giovane età.

Molte persone, specialmente nei paesi occidentali, consumano una dieta ricca di cibi trasformati e preconfezionati, che spesso contengono MSG come additivo per migliorare il sapore. Questi alimenti possono includere patatine fritte, insalate pronte, condimenti in bottiglia, zuppe in scatola e molte altre opzioni.
L'abuso di tali prodotti può portare a un consumo eccessivo di MSG, che potrebbe potenzialmente contribuire a un aumento dell'assunzione di sodio. L'eccesso di sodio nella dieta è stato associato ad alcuni problemi di salute, come l'ipertensione (pressione alta) e il rischio di malattie cardiovascolari. Inoltre, il consumo eccessivo di alimenti contenenti MSG può spingere le persone a sviluppare una preferenza per i sapori forti e intensi, che

potrebbero rendere più difficile apprezzare i sapori naturali e sottili degli alimenti freschi e non processati. Ciò potrebbe influire negativamente sulle scelte alimentari complessive e sulla qualità della dieta.

In studi sono stati realizzati da organizzazioni e enti di regolamentazione, che hanno condotto valutazioni sulla sicurezza dell'MSG, come la Food and Drug Administration (FDA) o l'Autorità Europea per la Sicurezza Alimentare (FESA).

Sodio:

Il sodio è un minerale essenziale coinvolto in numerose funzioni corporee, tra cui il mantenimento dell'equilibrio idrico, la regolazione della pressione sanguigna e il corretto funzionamento del sistema nervoso. Tuttavia, un consumo eccessivo di sodio può essere dannoso per la salute.

Eccesso di sodio e potenziali danni:

Un consumo elevato di sodio è stato associato all'ipertensione arteriosa, o pressione sanguigna elevata, che rappresenta un importante fattore di rischio per le malattie cardiovascolari, come l'ictus e le malattie cardiache. L'ipertensione può essere influenzata da diversi fattori, tra cui l'eccessivo consumo di sodio.

Inoltre, un'elevata assunzione di sodio può causare ritenzione idrica, che può portare a un aumento del volume di sangue circolante e a un sovraccarico di lavoro per il cuore e i vasi sanguigni. Ciò può contribuire al rischio di insufficienza cardiaca e a un aumento dello stress sul sistema cardiovascolare.

Studi effettuati:

Diverse ricerche scientifiche hanno esaminato la relazione tra il consumo di sodio e la salute. Alcuni studi hanno suggerito una correlazione tra un'elevata assunzione di sodio e un aumento del rischio di ipertensione e malattie cardiovascolari. Ad esempio, uno studio pubblicato sul New England Journal of Medicine ha evidenziato una stretta associazione tra l'assunzione di sodio e la pressione arteriosa.

È importante sottolineare che gli effetti del sodio sulla salute possono variare da individuo a individuo e dipendono anche da altri fattori, come l'equilibrio con altri nutrienti, come il potassio. Alcune persone possono essere più sensibili agli effetti negativi dell'eccesso di sodio, mentre altre possono essere meno suscettibili.

La quantità di sodio consigliata:

Le linee guida dietetiche generalmente raccomandano un consumo giornaliero di sodio di circa 1,5-2,3 grammi per gli adulti sani. Queste raccomandazioni possono variare in base alle esigenze individuali, come la presenza di condizioni mediche specifiche.

Fluoro:

Il fluoro è un minerale che può contribuire alla salute dentale e prevenire la carie. Viene spesso aggiunto all'acqua potabile e si trova anche in molti dentifrici e integratori vitaminici. Tuttavia, l'eccesso di fluoro può portare a problemi di salute.

Eccesso di fluoro e potenziali danni:

L'eccessivo consumo di fluoro può portare a una condizione chiamata fluorosi dentale, che si manifesta come macchie bianche o marroni sullo smalto dei denti. In casi più gravi, la fluorosi può causare danni estetici più evidenti, come la comparsa di striature o la perdita di smalto.
L'eccesso di fluoro può anche causare fluorosi scheletrica, che riguarda le ossa. Nei casi più gravi, può portare a una maggiore fragilità delle ossa e a un rischio aumentato di fratture.

Studi effettuati:

La fluorosi dentale è stata ampiamente studiata e i ricercatori hanno stabilito che l'eccesso di fluoro è una delle principali cause. Tuttavia, è importante notare che la maggior parte dei casi di fluorosi dentale si verifica quando i bambini ingeriscono elevate quantità di fluoro durante lo sviluppo dei denti. L'assunzione moderata di fluoro, come quella ottenuta dall'uso appropriato di dentifrici con fluoro e acqua potabile fluorurata, è generalmente considerata sicura ed efficace nella prevenzione della carie dentale.
La fluorosi scheletrica è meno comune e di solito è associata a un'elevata esposizione al fluoro, come quella che può verificarsi in determinate aree con elevate concentrazioni naturali di fluoro nell'acqua potabile.

Luoghi in cui si trova il fluoro:

Il fluoro si trova comunemente nell'acqua potabile, soprattutto in alcune regioni in cui viene aggiunto in forma di fluoro composti per prevenire la carie dentale. In alcuni paesi, l'acqua potabile può essere fluorurata artificialmente per fornire una quantità ottimale di fluoro per la salute dentale. Il fluoro è anche presente in molti dentifrici, collutori e integratori vitaminici.
Il livello di fluoro nelle diverse fonti può variare notevolmente a seconda della regione geografica e delle pratiche locali.

Aspartame:

Definizione e composizione:

L'aspartame è un dolcificante artificiale utilizzato per conferire un gusto dolce ai prodotti alimentari a basso contenuto calorico. È composto da due amminoacidi, l'acido aspartico e la fenilalanina, che sono uniti da una legatura metilica.

Uso e presenza:

L'aspartame è ampiamente utilizzato nell'industria alimentare come sostituto dello zucchero. È presente in una varietà di prodotti, tra cui bevande analcoliche senza zucchero, chewing gum, caramelle senza zucchero, dessert a basso contenuto calorico e molti altri alimenti confezionati.

Potenziali danni:

Ci sono state alcune preoccupazioni e controversie riguardo ai potenziali danni derivanti dall'uso di aspartame. Alcuni studi hanno suggerito una possibile correlazione tra l'aspartame e il cancro, l'obesità e i disturbi neurologici. Tuttavia, le agenzie regolamentari, come la Food and Drug Administration (FDA) degli Stati Uniti e l'Autorità Europea per la Sicurezza Alimentare (EFSA), hanno stabilito che l'aspartame è sicuro per il consumo umano nelle quantità raccomandate.

Regolamentazione:

L'uso dell'aspartame è strettamente regolamentato dalle autorità competenti. Sono stabiliti limiti di sicurezza per il suo utilizzo negli alimenti al fine di garantire che non superi i livelli considerati sicuri per il consumo umano.

Studi effettuati:

Numerosi studi scientifici sono stati condotti per valutare la sicurezza dell'aspartame. Le agenzie regolamentari hanno esaminato attentamente le prove scientifiche disponibili, che includono studi sugli animali e studi clinici su esseri umani, al fine di stabilire i livelli di sicurezza e le raccomandazioni per l'uso.
Ad esempio, uno studio pubblicato sul Journal of Clinica Oncololgy ha analizzato un ampio numero di persone e non ha trovato evidenze di un'associazione tra l'aspartame e il rischio di cancro. Inoltre, una revisione sistematica pubblicata su Critical Reviews in Toxicology ha concluso che l'aspartame è sicuro per l'uso umano nelle quantità normalmente consumate.

È importante ricordare che l'aspartame può essere sicuro per la maggior parte delle persone quando consumato secondo le dosi raccomandate. Tuttavia, alcune persone possono essere sensibili all'aspartame e potrebbero sperimentare effetti collaterali come mal di testa o disturbi gastrointestinali. In questi casi, è consigliabile limitare o evitare l'uso Nonostante i vari studi condotti, non dobbiamo sottovalutare il fatto che esiste il fattore del' eccesso incontrollato.
E che le dosi consigliate fanno riferimento a un moderato uso.
L'eccesso incontrollato di snack, bevande zuccherate e cibi processati è un problema comune tra i giovani. Queste scelte alimentari sbagliate possono avere un impatto negativo sulla salute a lungo termine, aumentando il rischio di obesità e malattie croniche. Inoltre, possono influire sulle capacità cognitive, l'attenzione e il comportamento. È importante promuovere un'alimentazione equilibrata fin dalla giovane età, educando i giovani sui benefici di una dieta ricca di alimenti nutrienti e limitando il consumo di snack e cibi processati. Coinvolgere genitori, educatori e operatori sanitari è fondamentale per creare abitudini alimentari positive.

Sciroppo di mais (HFCS):

Definizione e composizione:

Lo sciroppo di mais è un dolcificante liquido ottenuto dalla lavorazione dell'amido di mais. È composto principalmente da glucosio e fruttosio.

Uso e presenza:

Lo sciroppo di mais viene ampiamente utilizzato nell'industria alimentare come dolcificante e addensante. È presente in numerosi prodotti, tra cui bibite, dolci, caramelle, salse, condimenti e molti alimenti processati. Viene utilizzato anche come ingrediente per migliorare la consistenza, la dolcezza e la shelf life di vari prodotti.

Potenziali danni:

L'uso eccessivo di sciroppo di mais, soprattutto nella forma di sciroppo di mais ad alto contenuto di fruttosio (HFCS), è stato associato ad alcuni potenziali danni per la salute. L'elevato contenuto di fruttosio nel HFCS è stato collegato all'aumento di peso, all'insulino-resistenza, all'aumento dei livelli di zucchero nel sangue, all'aumento del rischio di malattie cardiache e all'accumulo di grasso viscerale.

Regolamentazione:

Lo sciroppo di mais è regolamentato dalle autorità competenti, che stabiliscono limiti di utilizzo e forniscono linee guida per il suo impiego sicuro negli alimenti. Tuttavia, è importante sottolineare che l'uso di sciroppo di mais e sciroppo di mais ad alto contenuto di fruttosio è ampiamente diffuso nella produzione di alimenti e bevande.

Studi effettuati:

Diversi studi scientifici hanno indagato sugli effetti dello sciroppo di mais e dello sciroppo di mais ad alto contenuto di fruttosio sulla salute umana. Alcune ricerche hanno evidenziato una possibile correlazione tra l'eccesso di consumo di questi dolcificanti e l'aumento del rischio di obesità, diabete di tipo 2 e malattie cardiache. Tuttavia, sono necessarie ulteriori ricerche per comprendere meglio il ruolo specifico dello sciroppo di mais e del suo contenuto di fruttosio nella salute umana.
Le autorità regolatorie, come la Food and Drug Administration (FDA) negli Stati Uniti, hanno stabilito limiti di utilizzo per lo sciroppo di mais ad alto contenuto di fruttosio negli alimenti.
Questi limiti variano a seconda del tipo di alimento. È importante notare che i livelli di utilizzo consentiti sono considerati sicuri per il consumo umano.

La presenza dello sciroppo di mais nelle bibite gassate e zuccherate
Dolcificante predominante:

Lo sciroppo di mais, specialmente nella forma di sciroppo di mais ad alto contenuto di fruttosio (HFCS), è uno degli ingredienti principali utilizzati per dolcificare molte bibite gassate e zuccherate. Viene spesso impiegato per aggiungere dolcezza e migliorare il sapore delle bevande.

Ampia diffusione:
Le bibite gassate e zuccherate che contengono sciroppo di mais sono estremamente popolari e ampiamente disponibili nei supermercati, nei distributori automatici e nei ristoranti. Queste bevande possono includere cola, bevande agli agrumi, bibite alla frutta, succhi di frutta concentrati e molte altre varianti.

Grassi saturi:

Definizione e fonti:

I grassi saturi sono grassi solidi a temperatura ambiente e si trovano principalmente negli alimenti di origine animale, come carne grassa, burro, formaggi, panna e lardo. Alcuni oli vegetali, come l'olio di cocco e l'olio di palma, contengono anche quantità significative di grassi saturi.

Uso e presenza:

I grassi saturi sono spesso utilizzati nell'industria alimentare per conferire consistenza, sapore e stabilità agli alimenti. Possono essere presenti in prodotti come carne processata, prodotti da forno, prodotti lattiero-caseari, cibi fritti e snack.

Potenziali danni:

L'eccessivo consumo di grassi saturi può contribuire all'aumento dei livelli di colesterolo nel sangue, in particolare del colesterolo LDL, aumentando il rischio di malattie cardiache e diabete di tipo 2. È consigliabile limitare l'assunzione di grassi saturi e preferire fonti più salutari di grassi, come gli oli vegetali non idrogenati e le fonti di grassi insaturi.

Grassi trans:

Definizione e fonti:

I grassi trans sono grassi artificialmente prodotti mediante un processo chiamato idrogenazione. Si trovano principalmente negli alimenti trasformati, come margarina, snack confezionati, prodotti da forno, cibi fritti e alcuni oli vegetali idrogenati.

Uso e presenza:

I grassi trans sono utilizzati nell'industria alimentare per migliorare la consistenza, la stabilità e la durata di conservazione degli alimenti. Tuttavia, molti Paesi hanno vietato o limitato l'uso di grassi trans artificiali a causa dei loro effetti negativi sulla salute.

Potenziali danni:

L'assunzione elevata di grassi trans è stata associata a un aumento del rischio di malattie cardiache, livelli elevati di colesterolo LDL e riduzione del colesterolo HDL ("colesterolo buono"). Pertanto, è raccomandato evitare il consumo di grassi trans artificiali il più possibile.
Negli ultimi anni, sono state introdotte restrizioni e regolamentazioni sull'uso di grassi trans artificiali in molti Paesi, incoraggiando l'industria alimentare a ridurne l'uso. Tuttavia, è sempre consigliabile leggere attentamente le etichette degli alimenti per identificare la presenza di grassi saturi e trans e fare scelte consapevoli per una dieta equilibrata e salutare.

Antibiotici da allevamento:

Vediamo l'uso di antibiotici nell'industria allevatora e il loro impatto sulla salute umana attraverso il consumo di alimenti di origine animale.

Uso di antibiotici nell'allevamento:

Gli antibiotici vengono ampiamente utilizzati nell'allevamento per promuovere la crescita e prevenire malattie negli animali da allevamento. Le pratiche di somministrazione variano, ma spesso gli antibiotici vengono aggiunti al cibo o all'acqua degli animali per un periodo di tempo specifico.

Resistenza agli antibiotici:

L'uso diffuso e non regolamentato di antibiotici nell'allevamento ha contribuito alla crescita di ceppi batterici resistenti agli antibiotici. La resistenza agli antibiotici è una preoccupazione importante in quanto rende più difficile il trattamento delle infezioni batteriche negli esseri umani.

Trasmissione di antibiotici attraverso gli alimenti:

Gli antibiotici utilizzati nell'allevamento possono essere presenti negli alimenti di origine animale, come carne, latte e uova. Questi antibiotici possono essere trasferiti agli esseri umani attraverso il consumo di questi alimenti, portando alla presenza di residui antibiotici nel corpo umano.

Effetti sulla salute umana:

L'assunzione di antibiotici attraverso gli alimenti può avere vari effetti sulla salute umana. Uno di questi è il rischio di sviluppare reazioni allergiche agli antibiotici presenti negli alimenti. Inoltre, l'uso eccessivo di antibiotici può portare allo sviluppo di resistenza agli antibiotici nell'organismo umano e può alterare il delicato equilibrio del microbiota intestinale, che può influenzare la salute generale.

Regolamentazioni e misure preventive:

Per affrontare la problematica degli antibiotici negli alimenti, esistono regolamentazioni che limitano l'uso di antibiotici nell'allevamento e stabiliscono limiti di residui negli alimenti. Inoltre, vengono promosse misure preventive come pratiche agricole sostenibili, che riducono la dipendenza dagli antibiotici, e l'adozione di alternative agli antibiotici, come probiotici e prebiotici, che possono aiutare a mantenere la salute animale senza ricorrere all'uso massiccio di antibiotici.

Ricerche in corso e sviluppi futuri:

La ricerca sull'uso di antibiotici nell'allevamento e sulla resistenza agli antibiotici è in corso. Gli scienziati stanno studiando alternative agli antibiotici tradizionali e sviluppando nuovi metodi per prevenire l'abuso di antibiotici nell'allevamento. Questi sforzi potrebbero portare a soluzioni più sostenibili e sicure per la salute umana.
In conclusione, l'uso di antibiotici nell'allevamento e la presenza di residui antibiotici negli alimenti sollevano preoccupazioni significative per la salute umana. La resistenza agli antibiotici rappresenta una sfida crescente, rendendo più difficile il trattamento delle infezioni batteriche. È essenziale adottare regolamentazioni efficaci e promuovere pratiche agricole sostenibili per ridurre l'uso eccessivo di antibiotici e limitare la trasmissione di antibiotici attraverso gli alimenti. La ricerca continua e lo sviluppo di alternative agli antibiotici offrono prospettive promettenti per affrontare questa problematica in modo sostenibile e proteggere la salute

pubblica.

Inoltre, è importante che i lettori facciano scelte consapevoli riguardo alla propria alimentazione. Preferire prodotti provenienti da piccole aziende locali certificate può essere una strategia per limitare l'esposizione a sostanze nocive, compresi gli antibiotici negli alimenti. Queste aziende spesso adottano pratiche agricole più sostenibili e garantiscono un'alimentazione più naturale per gli animali, riducendo la necessità di utilizzare antibiotici.

Allo stesso modo, è utile leggere le etichette degli alimenti e informarsi sulla provenienza degli ingredienti. I consumatori possono cercare prodotti che indicano di non contenere antibiotici o che sono stati ottenuti da allevamenti che adottano politiche di utilizzo responsabile degli antibiotici. In fine, il potere di fare scelte consapevoli e informate sulle nostre abitudini alimentari è nelle mani dei consumatori. Optare per prodotti locali e certificati da piccole aziende può favorire un approccio più sostenibile e promuovere una dieta più salutare.

Metalli e Pesticidi:

Metalli pesanti negli alimenti:

I metalli pesanti come piombo, mercurio e arsenico possono essere presenti negli alimenti a causa dell'inquinamento ambientale e dell'accumulo nel terreno. Questi metalli possono infiltrarsi nelle colture e finire sulle nostre tavole attraverso il consumo di alimenti contaminati.

Pesticidi e agricoltura:

I pesticidi vengono ampiamente utilizzati nell'agricoltura per proteggere le colture dai parassiti e dalle malattie. Tuttavia, l'uso indiscriminato e l'eccessiva dipendenza dai pesticidi possono portare alla contaminazione ambientale e all'accumulo di residui di pesticidi negli alimenti.

Effetti sulla salute umana:

Sia i metalli pesanti che i pesticidi possono avere effetti negativi sulla salute umana. I metalli pesanti possono causare danni neurologici, disturbi endocrini e danni ai reni e al fegato. I pesticidi, d'altra parte, possono essere tossici per il sistema nervoso e possono essere correlati a malattie come il cancro e problemi riproduttivi.

Fonti di contaminazione:

Le principali fonti di contaminazione da metalli pesanti negli alimenti includono l'inquinamento atmosferico da industrie, l'utilizzo di pesticidi contenenti metalli pesanti e l'uso di fertilizzanti o composti contaminati. Per quanto riguarda i pesticidi, le principali fonti di contaminazione sono rappresentate dall'uso diretto di pesticidi in agricoltura e dalla deriva dei pesticidi utilizzati nelle vicinanze di terreni coltivati.

Regolamentazioni e misure preventive:

Esistono regolamentazioni che stabiliscono limiti di sicurezza per i residui di metalli pesanti e pesticidi negli alimenti. Le autorità di regolamentazione monitorano i livelli di contaminanti e lavorano per ridurre l'esposizione attraverso il controllo dell'uso di pesticidi e l'adozione di pratiche agricole sostenibili. I consumatori possono contribuire a limitare l'esposizione scegliendo alimenti provenienti da fonti affidabili, come piccole aziende locali certificate, e lavando accuratamente le verdure e la frutta prima del consumo.

Ricerche in corso e sviluppi futuri:

La ricerca è in corso per comprendere meglio gli effetti dei metalli pesanti e dei pesticidi sulla salute umana e per sviluppare alternative più sicure e sostenibili. Ci sono sforzi per promuovere pratiche agricole eco-friendly e per ridurre l'uso di pesticidi attraverso metodi biologici di controllo dei parassiti.
In conclusione, la presenza di metalli pesanti e pesticidi negli alimenti solleva preoccupazioni per la salute umana. È importante fare scelte consapevoli e preferire prodotti provenienti da aziende locali a km0 che adottano pratiche sostenibili. Queste aziende tendono a mettere in atto misure di controllo della qualità più rigorose e a ridurre l'uso di pesticidi chimici e fertilizzanti contenenti metalli pesanti.
Optare per prodotti certificati da organismi di controllo affidabili può fornire una maggiore garanzia di sicurezza e qualità. Le aziende locali spesso seguono pratiche agricole sostenibili, come l'agricoltura biologica, l'utilizzo di metodi di controllo biologico dei parassiti e la promozione della biodiversità.
Inoltre, è consigliabile lavare accuratamente frutta e verdura prima del consumo per ridurre la presenza di residui di pesticidi. La scelta di prodotti freschi e di stagione provenienti da agricoltura locale può contribuire a limitare l'esposizione ai metalli pesanti e ai pesticidi.
Promuovere un sistema alimentare sostenibile e responsabile è un passo importante per tutelare la nostra salute e preservare l'ambiente. Ogni scelta che facciamo come consumatori può fare la differenza.

Conclusione e riflessioni sulle sostanze nocive negli alimenti:

Durante il corso di questo capitolo, abbiamo esaminato diverse sostanze nocive che possono essere presenti negli alimenti e che richiedono la nostra attenzione. Ogni sostanza ha le sue caratteristiche specifiche e i potenziali effetti sulla salute umana. Tuttavia, ci sono alcune considerazioni generali che possiamo fare per promuovere una scelta alimentare consapevole e ridurre l'esposizione a queste sostanze dannose.
Il glutine è un argomento di grande attualità, poiché sempre più persone sono sensibili o intolleranti al glutine. È importante essere consapevoli delle fonti di glutine e offrire alternative sicure per coloro che necessitano di una dieta priva di glutine.
L'MSG (glutammato monosodico) è un additivo alimentare che viene spesso utilizzato per migliorare il sapore degli alimenti. Tuttavia, alcune persone possono essere sensibili all'MSG e dovrebbero fare attenzione all'assunzione di alimenti contenenti questo additivo.
Il sodio è un nutriente essenziale, ma un'eccessiva assunzione di sale può contribuire a problemi di salute come l'ipertensione. Ridurre l'uso di sale e cercare alternative per insaporire i cibi può aiutare a mantenere una dieta equilibrata.
Il fluoro viene spesso aggiunto all'acqua potabile e agli alimenti per promuovere la salute dentale. Tuttavia, è importante monitorare l'esposizione al fluoro, poiché un'eccessiva assunzione può causare fluorosi dentale e altri effetti avversi.
L'aspartame è un dolcificante artificiale ampiamente utilizzato, ma alcune persone possono essere sensibili ad esso. È consigliabile moderare l'assunzione di dolcificanti artificiali e preferire alternative naturali quando possibile.
L'HFCS (sciroppo di mais ad alto contenuto di fruttosio) è un dolcificante comune utilizzato in molti alimenti e bevande. Un consumo eccessivo di HFCS può contribuire all'aumento di peso e a problemi di salute correlati. Ridurre l'assunzione di alimenti e bevande zuccherate può aiutare a mantenere una dieta equilibrata.
I grassi saturi e trans sono spesso associati a un aumento del rischio di malattie cardiovascolari. È importante limitare l'assunzione di questi grassi e preferire fonti di grassi più sani, come quelli presenti negli oli vegetali, nelle noci e nelle sementi.
Gli antibiotici utilizzati nell'allevamento di animali sono una questione complessa. L'uso eccessivo di antibiotici può contribuire alla resistenza

agli antibiotici negli esseri umani. Dovrebbero essere promossi sistemi di allevamento che limitano l'uso di antibiotici e preferire carni provenienti da allevamenti responsabili.

La presenza di metalli pesanti e pesticidi negli alimenti richiede una rigorosa sorveglianza e regolamentazione per garantire la sicurezza alimentare.
È importante che le autorità di regolamentazione e le agenzie di controllo adottino misure efficaci per monitorare e limitare la presenza di questi contaminanti negli alimenti.
Allo stesso tempo, come consumatori, possiamo fare scelte consapevoli per ridurre l'esposizione a metalli pesanti e pesticidi. Preferire prodotti alimentari provenienti da aziende locali, a km0, che adottano pratiche agricole sostenibili e che sono certificate può essere un passo importante. Queste aziende spesso si impegnano a limitare l'uso di pesticidi chimici sintetici e a gestire in modo responsabile il rischio di contaminazione da metalli pesanti.
Inoltre, è fondamentale promuovere un consumo consapevole e responsabile, scegliendo alimenti freschi e di alta qualità, privilegiando una dieta ricca di frutta, verdura, cereali integrali, legumi e proteine magre. Questi alimenti nutrienti e naturali contribuiscono a una buona salute generale e possono aiutare a ridurre l'esposizione a sostanze nocive presenti negli alimenti processati e raffinati.
Infine, è necessario continuare a investire in ricerca scientifica e innovazione per sviluppare nuove tecnologie, metodi di analisi più sensibili e pratiche agricole sostenibili che riducano l'uso di sostanze nocive negli alimenti. La collaborazione tra industria, istituzioni di ricerca, governi e consumatori può contribuire a promuovere un sistema alimentare più sicuro e sostenibile.
In conclusione, la consapevolezza e l'adozione di scelte attente sono fondamentali per ridurre l'esposizione a sostanze nocive negli alimenti. Scegliere piccole e locali aziende certificate, privilegiare alimenti freschi e nutrienti, e sostenere la ricerca e l'innovazione nel settore alimentare sono passi importanti verso una migliore alimentazione e una salute generale ottimale.
è importante sottolineare che l'intento dell'autore non è quello di privare o togliere il piacere di mangiare, ma piuttosto di promuovere consapevolezza e conoscenza riguardo a determinate sostanze presenti negli alimenti.
L'obiettivo è incoraggiare i lettori a prestare attenzione all'uso di queste sostanze, limitandone la quantità e cercando di variare la propria alimentazione. Si tratta di fare scelte alimentari con consapevolezza, in modo da garantire una dieta equilibrata e sana, senza rinunciare al piacere di gustare del cibo delizioso.
La varietà è la chiave: esplorare nuovi ingredienti, scoprire nuove ricette e cercare alternative più salutari possono rendere l'esperienza culinaria

ancora più gratificante. La consapevolezza e la conoscenza sono strumenti potenti per prendersi cura della propria salute e del benessere generale.

Ora che siamo a conoscenza di alcuni aspetti importanti legati all'alimentazione e alla presenza di sostanze nocive negli alimenti, possiamo adottare un approccio diverso verso il cibo sia per noi stessi che per i nostri figli, promuovendo uno stile di vita sano e consapevole.
Con questa nuova consapevolezza, possiamo fare scelte alimentari informate che favoriscano la nostra salute e il benessere generale.
Possiamo preferire alimenti freschi, naturali e nutrienti, evitando quelli altamente processati e ricchi di sostanze nocive. Possiamo variare la nostra dieta, includendo una vasta gamma di frutta, verdura, cereali integrali, legumi e proteine magre, che ci forniranno i nutrienti necessari per sostenere un corpo sano e una mente vigile.
Inoltre, possiamo trasmettere queste conoscenze ai nostri figli, educandoli su una corretta alimentazione e guidandoli nella scelta di cibi sani.
Insegnando loro l'importanza di una dieta equilibrata, del consumo moderato di determinati alimenti e della scoperta di nuovi sapori e ingredienti, possiamo contribuire a costruire le basi per una vita sana e consapevole.
Il cambiamento di approccio verso il cibo non significa privarsi del piacere di mangiare, ma piuttosto abbracciare una prospettiva in cui il cibo diventa un mezzo per nutrire e prendersi cura del nostro corpo. Possiamo godere di pasti deliziosi, condividendo momenti di convivialità con i nostri cari, ma facendo scelte consapevoli che favoriscano la nostra salute a lungo termine.
In definitiva, l'acquisizione di conoscenze riguardo all'alimentazione ci offre l'opportunità di adottare un approccio diverso con il cibo, sia per noi stessi che per le generazioni future. Possiamo diventare protagonisti attivi della nostra salute, facendo scelte informate, limitando l'esposizione a sostanze nocive e creando un ambiente alimentare sano e sostenibile per noi e per le future generazioni.

CAPITOLO 4

SOSTANZE AMICHE E ALIMENTI SANI:

Triptofano:

Il triptofano è un amminoacido essenziale che svolge un ruolo chiave nel nostro benessere emotivo. Non può essere prodotto dal nostro organismo e deve quindi essere assunto attraverso l'alimentazione. Questo prezioso nutriente è il precursore della serotonina, un neurotrasmettitore noto come "ormone del buonumore". La serotonina non solo regola l'umore, ma anche il sonno, l'appetito e la funzione cognitiva. Quindi, includere alimenti ricchi di triptofano nella tua dieta può avere un impatto positivo sulla tua salute mentale e sul tuo equilibrio emotivo.
Uno dei compiti principali del triptofano è quello di essere utilizzato come precursore nella sintesi della serotonina, un neurotrasmettitore coinvolto nella regolazione dell'umore, del sonno, dell'appetito e della funzione cognitiva. La serotonina svolge un ruolo chiave nel mantenere l'equilibrio emotivo e favorire la sensazione di benessere.
Inoltre, il triptofano viene convertito anche in niacina, una vitamina del complesso B che è essenziale per il corretto funzionamento del sistema nervoso, per il metabolismo energetico e per il mantenimento della salute della pelle, degli occhi e del sistema digestivo.
il triptofano viene assorbito meglio dal corpo quando viene consumato insieme a carboidrati complessi. Questo perché l'insulina prodotta in risposta ai carboidrati complessi favorisce l'assorbimento del triptofano nel cervello.
Ma quali sono gli alimenti che contengono triptofano?
Ecco alcuni esempi:

Carni magre:

Carne di pollo, tacchino e manzo magro sono ottime fonti di triptofano. Puoi includerle nelle tue preparazioni culinarie per fornire al tuo corpo una buona dose di questo amminoacido essenziale.

Pesce:

Salmone, tonno e sgombro sono pesci ricchi di triptofano. Inoltre, sono anche una fonte preziosa di acidi grassi omega-3, che promuovono la salute del cervello e del sistema nervoso.

Latticini:

Latte, yogurt e formaggi come ricotta e mozzarella sono fonti ricche di triptofano. Sono anche una buona fonte di calcio, che contribuisce alla salute delle ossa.

Semi e noci:

Semi di zucca, semi di girasole, noci e mandorle sono snack nutrienti che contengono triptofano. Sono anche ricchi di acidi grassi sani e antiossidanti, che sostengono la salute generale.

Banane:

Questo frutto versatile non solo è gustoso, ma contiene anche triptofano. Inoltre, le banane sono ricche di potassio e vitamine essenziali.

Cioccolato fondente:

Una nota dolce per completare l'elenco. Il cioccolato fondente contiene triptofano e può offrire benefici per l'umore grazie alla presenza di antiossidanti.

Ricorda che il triptofano viene meglio assorbito dal corpo quando viene consumato insieme a carboidrati complessi. Quindi, abbinare alimenti come pasta integrale, riso integrale o pane integrale con le fonti di triptofano può aiutare ad aumentare l'assorbimento di questo amminoacido nel cervello, favorendo così il benessere emotivo.

Falcarinolo:

Il falcarinolo è un composto fitochimico presente in alcune piante, tra cui il cavolo e soprattutto nella carota.
È un tipo di poliacetilene, una classe di composti organici naturali. Il falcarinolo è stato oggetto di studio per i suoi potenziali benefici per la salute.
Le ricerche suggeriscono che il falcarinolo possa avere diverse proprietà benefiche, tra cui:

Proprietà antimicrobiche:

Il falcarinolo ha dimostrato di avere attività antimicrobica contro alcune specie di batteri patogeni, come Escherichia coli e Staphylococcus aureus. Questo potrebbe contribuire a proteggere il corpo da infezioni batteriche.

Potenziale antitumorale:

Alcuni studi preliminari hanno suggerito che il falcarinolo potrebbe avere proprietà antitumorali e potenzialmente inibire la crescita di alcune linee cellulari tumorali. Tuttavia, sono necessarie ulteriori ricerche per confermare questi effetti e comprendere i meccanismi sottostanti.

Attività antinfiammatoria:

Il falcarinolo potrebbe avere anche proprietà antinfiammatorie, contribuendo a ridurre l'infiammazione nel corpo. L'infiammazione cronica è associata a diverse condizioni di salute, come malattie cardiache, diabete e disturbi autoimmuni.

Potenziali benefici per la salute umana:

Alcuni studi epidemiologici suggeriscono che un consumo regolare di alimenti contenenti falcarinolo, come le carote, potrebbe essere associato a una riduzione del rischio di sviluppare determinate malattie, come il cancro. Tuttavia, i meccanismi sottostanti a questi potenziali benefici e l'efficacia del falcarinolo stesso devono ancora essere completamente compresi. È importante sottolineare che l'effetto del falcarinolo potrebbe essere influenzato da diversi fattori, come la quantità consumata, la biodisponibilità e l'interazione con altre sostanze presenti nella dieta.

Variazioni nella composizione e nella presenza:

La quantità di falcarinolo presente negli alimenti può variare notevolmente a seconda di diversi fattori, come il tipo di pianta, la maturazione, la conservazione e la preparazione degli alimenti. Ciò ha sollevato dibattiti sulla sua effettiva rilevanza e sulla capacità di ottenere dosi significative attraverso l'alimentazione.

È importante sottolineare che il falcarinolo è solo uno dei numerosi composti presenti negli alimenti e il suo impatto sulla salute umana potrebbe dipendere da una serie di fattori, inclusi l'interazione con altre sostanze e le caratteristiche individuali dei consumatori. Pertanto, ulteriori ricerche sono necessarie per approfondire la nostra comprensione dei potenziali benefici e degli effetti del falcarinolo sulla salute umana. Dobbiamo però ammettere il suo potenziale effetto sanante, i suoi benefici e i gli studi preliminari eseguiti, che hanno suggerito le sue proprietà antitumorali, antinfiammatorie, antiossidanti e l'effetto positivo sul sistema immunitario.
Alcuni medici olistici, dietologi e alimentaristi promuovono l'uso del falcarinolo come parte di un metodo di pulizia del corpo.
Secondo i sostenitori di questi approcci, l'assunzione di alimenti ricchi di falcarinolo può favorire il processo di detossificazione dell'organismo, aiutando a eliminare sostanze indesiderate accumulate nel corpo.
Questi approcci, spesso definiti protocolli di pulizia o detox a base di falcarinolo, suggeriscono di seguire metodi specifici di corta durata che includono estratti e succhi di verdure come carote, prezzemolo e sedano, che sono ricchi di falcarinolo, avvolte abbinati con altre sostanze come l'olio di origano per aumentare i benefici.
Questi sostenitori ritengono che il falcarinolo possa svolgere un ruolo nel supportare il lavoro del fegato e dei reni, che sono gli organi principali deputati alla depurazione del corpo.
Nonostante il fatto che le evidenze scientifiche a sostegno di questi protocolli di pulizia basati sul falcarinolo sono limitate e che la comunità scientifica non ha ancora approfondito gli studi, le innumerevoli testimonianze di persone che hanno riscontrato grandi benefici e sostanziali miglioramenti fisici, ci danno una visione totalmente positiva e ottimista su i poteri sanatori e disintossicanti di questa preziosa sostanza.

Durante le mie ricerche all'interno della comunità alimentare, ho avuto l'opportunità di interagire con molti individui che hanno integrato il falcarinolo nella loro alimentazione. In diverse conversazioni e testimonianze, ho raccolto riscontri positivi da parte degli utenti riguardo all'effettiva potenzialità di questa sostanza.

Molti utenti hanno riportato miglioramenti significativi nella loro salute e nel loro benessere generale dopo aver incorporato alimenti ricchi di falcarinolo nella loro dieta. Hanno sperimentato un aumento di energia, una migliore digestione e un miglioramento della qualità della pelle.

Alcuni hanno anche notato una maggiore resistenza all'invecchiamento e un miglioramento del loro umore complessivo.

Questi riscontri positivi, provenienti da persone che hanno sperimentato direttamente i benefici del falcarinolo, mi hanno fornito ulteriori indicazioni sulla sua potenziale efficacia.

Tuttavia, è importante sottolineare che le testimonianze individuali non costituiscono prove scientifiche definitive. Le esperienze personali possono variare da individuo a individuo e non possono essere generalizzate a tutta la popolazione.

Per avere una visione completa, è necessario condurre ulteriori ricerche scientifiche per valutare l'efficacia del falcarinolo sulla salute umana.

Tuttavia, è incoraggiante notare che ci sono sempre più studi in corso che esplorano gli effetti benefici dei composti presenti nei cibi ricchi di falcarinolo.

In conclusione, i riscontri positivi da parte degli utenti all'interno della comunità alimentare suggeriscono che la su effettiva potenzialità nell'alimentazione non è affatto da sottovalutare, anzi dovrebbe essere integrata all'interno di tabelle ufficiali di protocolli detox certificati e approvati.

ANTIOSSIDANTI:

Gli antiossidanti sono sostanze che svolgono un ruolo chiave nella promozione della salute e del benessere.

Questi composti sono presenti in vari alimenti, come frutta, verdura, noci e semi, e possono apportare numerosi benefici al nostro organismo.

Gli antiossidanti agiscono neutralizzando i radicali liberi, che sono molecole instabili e reattive che possono danneggiare le cellule del nostro corpo.

L'accumulo di radicali liberi nel tempo può contribuire all'invecchiamento precoce e all'aumento del rischio di malattie croniche, come le malattie cardiache, il cancro e le patologie neurodegenerative.

L'introduzione di una dieta ricca di alimenti antiossidanti può svolgere un ruolo fondamentale nella prevenzione di queste condizioni.

Gli alimenti ricchi di antiossidanti includono bacche, agrumi, verdure a foglia verde scuro, pomodori, carote, cacao, tè verde e frutta secca.

Uno dei gruppi di antiossidanti più noti sono i flavonoidi, che si trovano in molte piante e hanno dimostrato proprietà antiossidanti e anti-infiammatorie. I flavonoidi sono presenti in alimenti come il mirtillo, il tè, le mele, i capperi e molti altri.

Altri antiossidanti importanti sono la vitamina C, la vitamina E, il selenio e il beta-carotene.

Questi nutrienti sono fondamentali per il nostro sistema immunitario e svolgono un ruolo essenziale nella protezione delle cellule dai danni causati dai radicali liberi.

È interessante notare che gli antiossidanti non lavorano in modo isolato, ma spesso interagiscono sinergica mente tra loro e con altri composti presenti negli alimenti.

Questo sottolinea l'importanza di seguire una dieta equilibrata e varia, che fornisca una vasta gamma di antiossidanti e altri nutrienti essenziali.

Tuttavia, è importante tenere presente che l'assunzione di antiossidanti tramite la dieta è solo una parte di uno stile di vita sano.

L'esercizio fisico regolare, il controllo dello stress e altre abitudini di vita salutari sono altrettanto importanti per promuovere il benessere generale.

Mancanza di antiossidanti e stress ossidativo:

"Lo stress ossidativo è un processo dannoso che si verifica quando il nostro corpo produce un eccesso di radicali liberi senza un adeguato bilancio di antiossidanti per neutralizzarli.

I radicali liberi sono molecole instabili che possono danneggiare le cellule e il loro DNA.

Se il nostro corpo non è in grado di gestire efficacemente questi radicali liberi, si può verificare uno squilibrio che porta a uno stato di stress ossidativo.

La mancanza di antiossidanti adeguati nella dieta può contribuire alla formazione dello stress ossidativo.

Se non consumiamo abbastanza alimenti ricchi di antiossidanti, come frutta, verdura e altri alimenti vegetali, il nostro corpo può trovarsi in uno stato di carenza di questi potenti agenti protettivi.

Lo stress ossidativo può avere conseguenze negative per la nostra salute.

Può danneggiare le cellule e i tessuti del nostro corpo, contribuendo all'invecchiamento precoce e all'aumento del rischio di malattie croniche come le malattie cardiache, il cancro, le patologie neurodegenerative e altre condizioni legate all'infiammazione.

È importante comprendere che il nostro corpo ha un sistema di difesa endogeno per combattere lo stress ossidativo, che include enzimi antiossidanti prodotti internamente.

Questo sistema può essere sovraccaricato o indebolito se non forniamo al nostro organismo un adeguato apporto di antiossidanti attraverso la dieta. Ma quali sono le cause principali e più comuni cause che provocano l'aumento di radicali liberi?
Vediamole da vicino:

Dobbiamo ammettere che le due cause principali della degenerazione cellulare e l'aumento di radicali liberi sono il tabacco e l'uso eccessivo di alcol.
Ma oltre al fumo di sigaretta e al consumo eccessivo di alcol, ci sono altre due cause comuni dell'aumento dei radicali liberi nel nostro corpo:

Alimentazione poco salutare:

Una dieta ricca di alimenti trasformati, zuccheri raffinati, grassi saturi e povera di nutrienti può promuovere l'infiammazione nel nostro corpo, aumentando la produzione di radicali liberi.
I cibi processati, ad esempio, spesso contengono additivi chimici che possono generare radicali liberi. Inoltre, una dieta carente di antiossidanti, come frutta e verdura fresca, può compromettere la nostra capacità di neutralizzare i radicali liberi.

Invecchiamento:

Con l'avanzare dell'età, il nostro corpo può sperimentare un aumento naturale della produzione di radicali liberi. Ciò può essere attribuito a una diminuzione della capacità del nostro organismo di neutralizzare efficacemente i radicali liberi, nonché a processi cellulari e biochimici che diventano meno efficienti con il passare del tempo. L'invecchiamento è anche associato a una maggiore esposizione a fattori ambientali che possono contribuire all'aumento dei radicali liberi, come lo stress e l'esposizione a sostanze tossiche.

È importante notare che sia l'alimentazione poco salutare che l'invecchiamento sono fattori che possiamo influenzare. Possiamo adottare una dieta ricca di alimenti freschi e nutrienti, che forniscono antiossidanti e altri nutrienti essenziali per il nostro corpo. Inoltre, possiamo adottare uno stile di vita sano che includa l'esercizio fisico regolare, la gestione dello stress e l'evitare l'esposizione a sostanze tossiche.
Bilanciare l'alimentazione, adottare uno stile di vita sano e integrare una varietà di alimenti ricchi di antiossidanti nella nostra dieta possono contribuire a ridurre la produzione e l'accumulo di radicali liberi nel nostro corpo, limitando lo stress ossidativo e promuovendo una migliore salute generale.
In conclusione, oltre al fumo di sigaretta e al consumo eccessivo di alcol,

un'alimentazione poco salutare e l'invecchiamento sono due delle principali cause dell'aumento dei radicali liberi nel nostro corpo. Adottare una dieta equilibrata, sana e ricca di antiossidanti e adottare uno stile di vita sano possono aiutare a contrastare gli effetti dannosi dei radicali liberi e promuovere una migliore salute e benessere.

Ora vedremo le sostanze che aiutano a ridurre i radicali liberi e gli alimenti che le contengono.
Le sostanze antiossidanti lavorano neutralizzando i radicali liberi nel nostro corpo, prevenendo così il danneggiamento delle cellule e dei tessuti. Esistono diverse classi di sostanze antiossidanti, tra cui:

Vitamina C:

La vitamina C, nota anche come acido ascorbico, è una vitamina idrosolubile ed è un potente antiossidante che svolge un ruolo chiave nella protezione delle cellule dai danni causati dai radicali liberi. È presente in agrumi come arance, limoni, pompelmi, ma anche in kiwi, fragole, peperoni, broccoli e spinaci.
Soffermiamoci su questa vitamina e approfondiamo alcuni aspetti importanti che ho riscontrato durante la mia ricerca sui i diversi potenziali effetti curativi e le sue innovative applicazioni nel campo alimentare e farmaceutico.
Esploriamo i diversi benefici della vitamina C e il suo uso nei vari contesti.

Supporto del Sistema Immunitario:

La vitamina C è conosciuta per il suo ruolo nella stimolazione e nel mantenimento di un sistema immunitario sano. Agisce come un antiossidante potente, aiutando a proteggere le cellule immunitarie dai danni ossidativi. Inoltre, la vitamina C è coinvolta nella produzione e nella funzione dei globuli bianchi, che svolgono un ruolo chiave nella difesa del corpo contro infezioni e malattie.

Azione Antiossidante:

Come antiossidante, la vitamina C aiuta a neutralizzare i radicali liberi e a prevenire il danno cellulare. Questo può contribuire a ridurre l'infiammazione nel corpo e a proteggere contro una serie di malattie croniche, come malattie cardiache, cancro e disturbi neuro-degenerativi.

Assorbimento del Ferro:

La vitamina C aumenta l'assorbimento del ferro da fonti vegetali come verdure a foglia verde e legumi. Questo è particolarmente utile per coloro che seguono una dieta vegetariana o vegana, poiché il ferro vegetale viene assorbito meno efficacemente rispetto al ferro di origine animale.

Sintesi del Collagene:

Il collagene è una proteina essenziale per la salute della pelle, delle ossa, dei vasi sanguigni e dei tessuti connettivi. La vitamina C è necessaria per la sintesi del collagene, aiutando a mantenere la pelle elastica, le ossa forti e i vasi sanguigni sani.

Supporto Cognitivo:

Studi preliminari suggeriscono che la vitamina C potrebbe avere un ruolo nella protezione del cervello e nella funzione cognitiva. La sua azione antiossidante può aiutare a ridurre l'infiammazione nel cervello e a proteggere le cellule cerebrali dai danni ossidativi.

Gestione dello Stress:

La vitamina C può svolgere un ruolo nella gestione dello stress. Durante periodi di stress, i livelli di vitamina C nel corpo possono diminuire. Assumere vitamina C può contribuire a ripristinare questi livelli e supportare il sistema nervoso.

Ma oltre a i vari benefici elencati, quello che veramente ha attirato la mia curiosità e suscitato un mio personale interesse e la sua applicazione nel campo oncologico.
Le mie ricerche sulla vitamina C come terapia complementare per il cancro mi hanno portato a scoprire testimonianze interessanti di oncologi che utilizzano il bombardamento intravenoso di vitamina C come parte del trattamento per combattere le cellule cancerogene.
Questo approccio, noto anche come terapia ad alta dose di vitamina C, coinvolge l'infusione di grandi quantità di vitamina C direttamente nel flusso sanguigno.
Tali ricerche sulla vitamina C come terapia complementare per il cancro hanno aperto gli occhi su un'area di grande interesse non solo per me ma anche di molti dietologi, medici e specialisti sulla alimentazione.
L'uso del bombardamento intravenoso di vitamina C come parte del trattamento contro il cancro ha suscitato una notevole attenzione in questi ambiti.
L'interesse si basa sulla potenziale capacità della vitamina C di agire come

agente antiossidante e immuno-modulante. la terapia ad alta dose di vitamina C potrebbe contribuire a ridurre lo stress ossidativo, sostenere il sistema immunitario e migliorare la risposta del corpo alle terapie convenzionali contro il cancro.

Questa promettente applicazione della vitamina C nel campo della medicina ha spinto molti professionisti a esplorare ulteriormente il suo potenziale.

Sono stati condotti studi preliminari per valutare l'efficacia della terapia ad alta dose di vitamina C nel trattamento del cancro, e i risultati preliminari sono stati incoraggianti.

L'uso della vitamina C come terapia contro il cancro richiede ulteriori ricerche e studi clinici per confermare i suoi effetti benefici e per stabilire le linee guida appropriate per l'uso clinico. È necessario un approccio integrato e una valutazione individualizzata da parte di un team medico specializzato per determinare se questa terapia può essere appropriata per il singolo paziente.

La comunità medica e scientifica rimane coinvolta nello studio degli effetti della vitamina C sul cancro, al fine di ottenere una comprensione più completa delle sue potenziali applicazioni e limitazioni.

Vitamina E:

La vitamina E è un antiossidante liposolubile che può aiutare a proteggere le membrane cellulari dai danni ossidativi. È presente in noci, semi, oli vegetali come l'olio di girasole e l'olio d'oliva, nonché in alimenti come avocado e spinaci.

Beta-carotene:

Il beta-carotene è un carotenoide che il nostro corpo converte in vitamina A, un antiossidante essenziale. È presente in alimenti di colore arancione come carote, zucca, mango, albicocche, nonché in verdure a foglia verde come spinaci e cavolo riccio.

Licopene:

Il licopene è un pigmento rosso presente in pomodori, anguria, papaia e albicocche. È un antiossidante che può contribuire a ridurre il rischio di malattie cardiache e alcuni tipi di cancro.

Selenio:

Il selenio è un minerale che agisce come cofattore per gli enzimi antiossidanti presenti nel nostro corpo. Si trova in noci del Brasile, pesce, carne, uova e cereali integrali.

Poli fenoli:

I poli fenoli sono un gruppo di composti presenti in molte piante e sono
noti per le loro proprietà antiossidanti. Alimenti ricchi di poli fenoli
includono frutti di bosco, tè verde, cacao, uva rossa, olive, curcuma e
cannella.

È importante includere una varietà di alimenti ricchi di antiossidanti nella
nostra dieta per ottenere i massimi benefici. Un'alimentazione equilibrata
che comprende frutta e verdura di diversi colori, cereali integrali, noci e
semi, e fonti di proteine magre come carne bianca, pesce e legumi, può
fornire una gamma completa di sostanze antiossidanti.

Benefici delle Sostanze Antiossidanti per la Salute:

L'integrazione di alimenti ricchi di sostanze antiossidanti nella nostra dieta
può offrire numerosi benefici per la salute. Ecco alcuni dei principali
vantaggi legati al consumo regolare di antiossidanti:

Protezione contro malattie croniche:

Gli antiossidanti possono aiutare a proteggere il nostro corpo da malattie
croniche come malattie cardiache, cancro, diabete e malattie
neurodegenerative. Riducendo lo stress ossidativo e il danno cellulare,
possono contribuire a mantenere le nostre cellule sane e funzionanti
correttamente.

Rinforzo del sistema immunitario:

Gli antiossidanti svolgono un ruolo importante nel sostenere un sistema
immunitario sano. Aiutano a combattere l'infiammazione nel corpo,
promuovendo una migliore risposta immunitaria contro agenti patogeni e
altre minacce per la salute.

Ritardo dell'invecchiamento:

Lo stress ossidativo è uno dei principali contribuenti all'invecchiamento
precoce. Gli antiossidanti possono contrastare i danni causati dai radicali
liberi, aiutando a preservare la salute delle cellule e a ritardare i segni
dell'invecchiamento come rughe, macchie solari e perdita di elasticità della
pelle.

Miglioramento della salute cardiovascolare:

Gli antiossidanti possono contribuire a mantenere la salute del cuore e dei vasi sanguigni.
Riducono l'infiammazione e l'ossidazione del colesterolo "cattivo" (LDL), che può ridurre il rischio di malattie cardiache, come l'aterosclerosi e l'ipertensione.

Supporto alla salute cerebrale:

Gli antiossidanti possono svolgere un ruolo protettivo per la salute del cervello, riducendo l'infiammazione e proteggendo le cellule cerebrali dai danni ossidativi. Ciò può contribuire a preservare la funzione cognitiva, riducendo il rischio di malattie neurodegenerative come l'Alzheimer e il Parkinson.

Antiossidanti conclusione:

In conclusione, gli antiossidanti svolgono un ruolo fondamentale nel nostro benessere complessivo. Aiutano a contrastare lo stress ossidativo, ridurre l'infiammazione e proteggere le cellule dai danni causati dai radicali liberi.
Inoltre abbiamo visto la sua applicazione nel mondo della medicina e il suo potenziale effetto antitumorale.
Una dieta e ricca di alimenti antiossidanti è quindi fondamentale per promuovere la salute e prevenire una serie di malattie croniche.
Fondamentali fonti di antiossidanti sono presenti in molti alimenti, come frutta e verdura colorate, noci, semi, spezie e tè verde. Integrare queste fonti di antiossidanti nella nostra alimentazione quotidiana può contribuire a supportare la nostra salute a lungo termine.
Tuttavia, è importante ricordare che gli antiossidanti non sono una panacea e non possono compensare uno stile di vita poco salutare.
E imprescindibile adottare una dieta equilibrata, esercizio fisico regolare, il controllo dello stress e altre pratiche salutari che sono tutte componenti essenziali per uno stile di vita sano ed equilibrato.

Carvacrol:

Il Carvacrol è un composto chimico presente in diverse piante aromatiche, tra cui l'origano, il timo, la menta e l'olio di chiodi di garofano.
È un fenolo mono-terpene che conferisce alle piante il loro caratteristico aroma e sapore.
È noto per le sue proprietà antimicrobiche, antifungine, antiossidanti, antinfiammatorie e antiparassitarie.
Ha dimostrato attività contro una vasta gamma di microrganismi, inclusi batteri, funghi e parassiti, ed è considerato uno dei principali composti responsabili delle proprietà terapeutiche dell'olio di origano.
Grazie alle sue proprietà antimicrobiche, il Carvacrol può aiutare a combattere infezioni batteriche e fungine.
Studi in vitro hanno dimostrato la sua efficacia contro batteri patogeni come Escherichia coli, Salmonella, Staphylococcus aureus e Pseudomonas aeruginosa. Inoltre, è stato dimostrato che il Carvacrol ha attività antifungina contro Candida albicans, un fungo che può causare infezioni vaginali e infezioni del tratto digestivo.
Il Carvacrol ha anche dimostrato proprietà antinfiammatorie e antiossidanti. Può contribuire a ridurre l'infiammazione nel corpo e combattere lo stress ossidativo, proteggendo le cellule dai danni dei radicali liberi.

Acido laurico:

L'acido laurico è un acido grasso a catena media che si trova principalmente nell'olio di cocco, nell'olio di palma e nel latte materno. È un acido grasso saturo, il che significa che le sue molecole contengono il numero massimo di atomi di idrogeno possibili e non ha legami doppi nella sua struttura chimica.
È noto per le sue proprietà antimicrobiche e antibatteriche. All'interno dell'organismo, viene convertito in monolaurina, un composto che può combattere una vasta gamma di batteri, virus e funghi.
Ecco alcune delle proprietà e degli utilizzi dell'acido laurico:

Proprietà antimicrobiche:

L'acido laurico ha dimostrato attività contro batteri patogeni come Staphylococcus aureus, Escherichia coli e Pseudomonas aeruginosa. Può anche agire contro alcuni virus, inclusi quelli responsabili dell'influenza e dell'herpes. Inoltre, ha mostrato effetti antifungini contro Candida albicans, un fungo che può causare infezioni del tratto digestivo e vaginale.

Benefici per la salute del cuore:

Nonostante sia un acido grasso saturo, l'acido laurico è stato associato ad alcuni benefici per la salute del cuore.

Alcuni studi suggeriscono che l'acido laurico può aumentare il colesterolo "buono" (HDL) nel sangue e migliorare i profili lipidici.

Tuttavia, sono necessarie ulteriori ricerche per comprendere appieno il suo impatto sulle malattie cardiache.

Utilizzo cosmetico:

L'acido laurico viene spesso utilizzato in prodotti cosmetici come saponi, shampoo e creme per la pelle, grazie alle sue proprietà antimicrobiche e detergenti.

Può aiutare a combattere batteri e funghi sulla pelle e nel cuoio capelluto.

Magnesio:

Il magnesio è un minerale essenziale che svolge un ruolo importante nel funzionamento del nostro corpo. È coinvolto in oltre 300 reazioni enzimatiche nel corpo umano e ha molteplici funzioni fisiologiche.
Ecco alcuni dei benefici e delle funzioni principali del magnesio:

Struttura ossea:

Il magnesio è essenziale per la salute delle ossa. È coinvolto nella sintesi del collagene, una proteina che costituisce una parte importante della matrice ossea. Contribuisce anche all'assorbimento e al metabolismo del calcio, un minerale essenziale per la salute delle ossa.

Funzione muscolare:

Il magnesio svolge un ruolo chiave nella contrazione e nel rilassamento muscolare. Aiuta a regolare il flusso di calcio nelle cellule muscolari, che è fondamentale per il normale funzionamento muscolare, compresi i muscoli scheletrici e il cuore.

Salute cardiovascolare:

Il magnesio è coinvolto nella regolazione della pressione sanguigna e del ritmo cardiaco. Aiuta a mantenere i vasi sanguigni rilassati, promuovendo così la circolazione sanguigna e riducendo il rischio di ipertensione e malattie cardiache.

Supporto energetico:

Il magnesio è coinvolto nel metabolismo energetico. Partecipa alla produzione di adenosina trifosfato (ATP), che è la principale fonte di energia utilizzata dal nostro corpo.

Funzione nervosa:

Il magnesio svolge un ruolo nella trasmissione degli impulsi nervosi. Contribuisce alla regolazione dell'attività elettrica delle cellule nervose, favorendo così una corretta funzione del sistema nervoso.

Regolazione del glucosio nel sangue:

Il magnesio è coinvolto nella regolazione del metabolismo del glucosio nel corpo. Contribuisce alla sensibilità all'insulina e al controllo dei livelli di zucchero nel sangue.

Alcune fonti alimentari ricche di magnesio includono verdure a foglia verde (spinaci, bietole), frutta secca (mandorle, noci), semi (semi di zucca, semi di girasole), legumi, cereali integrali e pesce.

Le mie ricerche mi hanno aperto una panoramica molto ampia a riguardo di questo importante minerale e alle sue molteplici funzioni.
Inoltre ho notato come diversi specialisti del settore alimentario raccomandano l'assunzione diaria di magnesio attraverso integratori e supplementi, facendo attenzione solamente al uso, monitorando le dosi e seguendo le avvertenze o consultando un specialista, e possibile integrare magnesio quotidianamente nella propria dieta, migliorando effettivamente la nostra qualità di salute generale e di vita.
Potendo così notare fin da subito molti miglioramenti come; la diminuzione dei dolori articolari, qualità del sonno, aumento della concentrazione, miglioramento digestivo, aumento della attività cognitiva e della resistenza all'affaticamento, aumento della memoria, controllo del diabete, controllo della formazione di calcio nella ghiandola tiroidale di conseguenza ottimizza il metabolismo, migliora lo sviluppo e la crescita durante l'infanzia.
Questi sono alcuni tra i più importanti benefici che sono stati riportati da innumerevoli testimonianze, ricerche e studi condotti sul magnesio e sulla sua implicazione nella salute generale ed il metabolismo.

Omega-3:

Gli omega-3 sono acidi grassi polinsaturi essenziali che il nostro corpo non è in grado di produrre autonomamente e quindi deve essere assunto attraverso l'alimentazione. Ci sono tre tipi principali di omega-3 che sono importanti per la salute umana:

acido alfa-linolenico (ALA),
acido eicosapentaenoico (EPA),
acido docosaesaenoico (DHA).

Ecco alcuni punti chiave sugli omega-3 e il loro ruolo nel corpo:

Salute del cuore:

Gli omega-3 sono noti per i loro benefici sulla salute cardiaca. L'EPA e il DHA possono contribuire a ridurre i livelli di trigliceridi nel sangue, ridurre l'infiammazione e migliorare la funzione dei vasi sanguigni. Ciò può ridurre il rischio di malattie cardiache, tra cui l'aterosclerosi, l'ipertensione e l'infarto.

Funzione cerebrale e cognitiva:

Gli omega-3 sono essenziali per lo sviluppo e il funzionamento del cervello. Il DHA in particolare è un componente importante delle membrane cellulari cerebrali. L'assunzione di omega-3 può favorire la salute del cervello, migliorare la funzione cognitiva, la memoria e l'umore, nonché ridurre il rischio di disturbi neurologici come la demenza.

Salute degli occhi:

Il DHA è abbondante nella retina dell'occhio e svolge un ruolo importante nella salute oculare. Un adeguato apporto di omega-3 può contribuire a prevenire la degenerazione maculare legata all'età e il rischio di altre malattie oculari.

Riduzione dell'infiammazione:

Gli omega-3 possono avere effetti anti-infiammatori nel corpo. Possono ridurre la produzione di molecole infiammatorie e promuovere l'equilibrio con le molecole anti-infiammatorie. Questo può essere utile per condizioni infiammatorie come l'artrite reumatoide e altre malattie croniche legate all'infiammazione.

Supporto del sistema immunitario:

Gli omega-3 possono svolgere un ruolo nel supporto del sistema immunitario, aiutando a regolare la risposta infiammatoria e la funzione delle cellule immunitarie.
Le principali fonti alimentari di omega-3 includono pesce grasso come salmone, sgombro, sardine e tonno, nonché semi di lino, semi di chia, noci e alghe. Per coloro che non consumano pesce o che hanno bisogno di un apporto extra di omega-3, gli integratori di olio di pesce o olio di alghe possono essere considerati.
Il miei risultati di ricerca sostanziali riguardo gli omega-3 non vanno molto oltre a gli studi ufficiali che si trovano pubblicati nelle principali riviste scientifiche, e rispecchiano le linee sui principali benefici che apportano.
E ormai approvato dalla comunità scientifica i sui benefici sul cuore e il suo aiuto per la prevenzione di malattie cardiovascolari e il suo supporto del sistema immunitario.
L'unico dato da me riscontrato sullo studio del omega-3 ma che, a mio parere , potrebbe avere una rilevanza minima o comunque una correlazione superflua, e il confronto di dati censiti tra diverse etnie, in particolare la popolazione asiatica.
I dati raccolti mostrano che, il tasso dei casi di infarto, malattie cardiovascolari e di altre patologie legate alla mancanza di omega-3, risulta inferiore a quello riscontrato in altri continenti come l'Europa.
Nei paesi come Cina e Giappone l'uso abituale di alcuni alimenti porta a pensare che questa differenza di dati sia dovuta anche dalla possibile presenza nella loro dieta di alimenti ricchi di omega come per esempio salmone e tonno ma soprattutto alghe, che contengono una quantità considerevole di omega-3.
C'è da sottolineare però che questo collegamento non può essere direttamente relazionato con il numero minore di infarti e altre patologie riscontrati in tali paesi, rispetto a i paesi occidentali, altri fattori come usanze, abitudini, stile di vita e cultura sono le cause che differenziano i dati statistici.

amminoacidi essenziali:

Gli amminoacidi essenziali sono quegli amminoacidi che il nostro corpo non è in grado di sintetizzare autonomamente e che quindi devono essere introdotti attraverso l'alimentazione.
La lisina è uno di questi amminoacidi essenziali.

Lisina:

È un amminoacido alifatico basico, il cui gruppo amminico è in grado di accettare protoni e avere una carica positiva. È coinvolta in molte funzioni biologiche nel nostro organismo.
La lisina è fondamentale per la sintesi di proteine, la formazione di collagene, la produzione di energia, la funzione immunitaria e la sintesi di molecole come la carnitina, che è coinvolta nel metabolismo dei grassi.
È particolarmente importante per la crescita e lo sviluppo, soprattutto durante l'infanzia e l'adolescenza. È coinvolta nella formazione delle proteine strutturali e nel mantenimento della salute delle ossa e dei tessuti connettivi.
La lisina si trova in vari alimenti, principalmente in quelli di origine animale come la carne (pollo, tacchino, manzo), il pesce, i latticini e le uova. È presente anche in alcuni alimenti vegetali come i legumi (fagioli, lenticchie), le noci e i semi di girasole, sebbene in quantità generalmente inferiori rispetto agli alimenti di origine animale.
Una carenza di lisina può portare a sintomi come una ridotta crescita e sviluppo, affaticamento, ridotta funzione immunitaria, perdita di capelli, anemia e problemi di concentrazione.

Benefici per la salute:

La lisina è coinvolta in diverse funzioni fisiologiche e può avere benefici per la salute. Ad esempio, è stata studiata la sua efficacia nel supportare il sistema immunitario, promuovere la guarigione delle ferite e favorire la formazione di collagene.
Può anche essere utilizzata come integratore alimentare per prevenire o trattare l'herpes labiale (virus dell'herpes simplex).
Gli altri amminoacidi essenziali sono:

Leucina:

È coinvolta nella sintesi delle proteine ed è particolarmente importante crescita, il ripristino e il mantenimento muscolare.

Isoleucina:

Si occupa nella regolazione del metabolismo, del glucosio e nel energia muscolare.
E anche coinvolta nella produzione di emoglobina e nel mantenimento della funzione celebrale.

Valina:

Questo amminoacido e coinvolto nel mantenimento dell'equilibrio azotato nel corpo e nella produzione di energia dei tessuti muscolari.

Metionina:

La metionina è coinvolta nella sintesi delle proteine e nella formazione di importanti composti nel corpo, come la S-adenosil metionina (SAMe) che svolge un ruolo chiave nella metilazione, un processo biochimico essenziale. La metionina è anche coinvolta nel metabolismo dei lipidi e nella produzione di glutatione, un antiossidante importante.

Fenilalanina:

La fenilalanina è coinvolta nella sintesi delle proteine e nella produzione di importanti molecole come la tirosina, che a sua volta è coinvolta nella produzione di neurotrasmettitori come la dopamina, la noradrenalina e l'adrenalina. La fenilalanina è anche coinvolta nella produzione di ormoni e nella formazione di melanina, il pigmento che conferisce colore alla pelle e ai capelli.

Triptofano:

E stata la prima sostanza alla quale ho voluto parlarvi visto la sua importanza, ma rivediamola velocemente;
Il triptofano è coinvolto nella sintesi delle proteine e nella produzione di importanti molecole come la serotonina, che svolge un ruolo nella regolazione dell'umore, del sonno e dell'appetito, è anche un precursore della niacina (vitamina B3).

Ogni amminoacido essenziale ha le sue specifiche funzioni e ruoli nel corpo, ma tutti sono importanti per la sintesi proteica, il metabolismo energetico e altre funzioni fisiologiche.
Tuttavia, è importante notare che una dieta equilibrata e varia solitamente fornisce una quantità sufficiente di lisina per soddisfare i fabbisogni dell'organismo.

Flavonoidi:

I flavonoidi sono un gruppo di composti poli-fenolici ampiamente distribuiti nel regno vegetale. Sono noti per le loro proprietà antiossidanti e anti-infiammatorie. I flavonoidi sono responsabili dei colori vivaci di molti frutti, verdure e fiori. Si trovano in alimenti come agrumi, bacche, mele, cipolle, tè, vino rosso e cioccolato fondente.
I flavonoidi sono associati a diversi benefici per la salute, come la protezione contro le malattie cardiache, il supporto al sistema immunitario e la riduzione del rischio di alcune forme di cancro.

Isotiocianati:

Gli isotiocianati sono composti solforati presenti principalmente nelle crucifere, una famiglia di verdure che include broccoli, cavolfiore, cavolo, cavolo cappuccio, rucola e ravanelli.
Sono noti per le loro proprietà anti-cancerogene. Studi scientifici suggeriscono che gli isotiocianati possono aiutare a prevenire il cancro bloccando le sostanze cancerogene, riducendo l'infiammazione e promuovendo la morte delle cellule tumorali. Inoltre, possono svolgere un ruolo nella regolazione del sistema di difesa antiossidante dell'organismo.

Carotenoidi:

I carotenoidi sono pigmenti naturali che si trovano nelle piante e negli alimenti di colore arancione, rosso e verde scuro. I carotenoidi più noti sono il beta-carotene, l'alfa-carotene, la luteina, il licopene e la zeaxantina. Questi composti sono precursori della vitamina A e svolgono un ruolo importante come antiossidanti nel nostro corpo. I carotenoidi sono associati a una migliore salute oculare, in quanto proteggono la retina e possono ridurre il rischio di degenerazione maculare e cataratta. Sono anche implicati nella protezione della pelle dai danni causati dai radicali liberi generati dall'esposizione ai raggi UV.

Composti fenolici:

I composti fenolici sono un'ampia classe di sostanze chimiche presenti in molti alimenti di origine vegetale.
Questi composti sono noti per le loro proprietà antiossidanti e possono aiutare a neutralizzare i radicali liberi nel nostro corpo, riducendo il rischio di stress ossidativo.
I composti fenolici includono acidi fenolici, flavonoidi, tannini e stilbeni. Si trovano in alimenti come frutta, verdura, cereali integrali, tè, caffè, cioccolato e vino rosso.
Gli studi suggeriscono che i composti fenolici possono contribuire a proteggere contro malattie cardiovascolari, cancro e malattie neurodegenerative.
Gli effetti possono variare a seconda del tipo specifico di composti fenolici e delle interazioni con altri
nutrienti presenti nella dieta.
Ad esempio, alcuni composti fenolici come i tannini possono interferire con l'assorbimento di minerali come il ferro e lo zinco se consumati in grandi quantità.

In generale, i composti fenolici sono considerati benefici per la salute grazie alle loro proprietà antiossidanti, antinfiammatorie e alle potenziali proprietà anticancerogene.
Essi possono contribuire a ridurre il rischio di malattie cardiovascolari, grazie al loro effetto positivo sul colesterolo e sulla pressione sanguigna.
Inoltre, possono svolgere un ruolo nella protezione delle cellule dallo stress ossidativo, rallentando l'invecchiamento cellulare e riducendo il rischio di malattie neurodegenerative come il morbo di Alzheimer e il morbo di Parkinson.
Come e stato già menzionato su questo capitolo nella sezione degli antiossidanti.

Resveratrolo:

Il resveratrolo è un polifenolo presente in alcuni alimenti come l'uva, il vino rosso, le bacche e le noci. È noto per le sue proprietà antiossidanti e antinfiammatorie. Studi preliminari hanno suggerito che il resveratrolo può avere potenziali effetti antitumorali, inclusa la prevenzione del cancro, ma ulteriori ricerche sono necessarie per confermare questi risultati.

Curcumina:

La curcumina è un composto polifenolico presente nella curcuma, una spezia nota per il suo colore giallo intenso. La curcumina ha dimostrato proprietà antiossidanti, antinfiammatorie e potenziali effetti antitumorali in studi di laboratorio e su animali. Tuttavia, la sua biodisponibilità nel corpo umano è limitata, il che rende necessaria l'assunzione di dosi elevate o l'uso di formulazioni specifiche per poter beneficiare dei suoi effetti.

Sulforafano:

Il Sulforafano è un composto solforato presente principalmente nei vegetali cruciferi come broccoli, cavolfiori, cavoli e rucola. Ha dimostrato proprietà antiossidanti e antitumorali, con alcuni studi che suggeriscono un potenziale ruolo nella prevenzione del cancro.

Catechine del tè verde:

Le Catechine sono flavonoidi presenti nel tè verde, tra cui l'epicatechina, l'epicatechina gallato, l'epigallocatechina e l'epigallocatechina gallato (EGCG).
Queste sostanze sono state oggetto di numerosi studi che hanno evidenziato le loro proprietà antiossidanti e antitumorali. Sono state associate alla prevenzione di vari tipi di cancro e possono avere effetti benefici sulla salute cardiovascolare.

Lignani:

I lignani sono fitonutrienti presenti in semi di lino, semi di sesamo, cereali integrali e alcune verdure. Hanno dimostrato proprietà antiossidanti e potenziali effetti antitumorali. Alcuni studi suggeriscono che i lignani possono contribuire alla prevenzione del cancro, in particolare il cancro al seno e il cancro alla prostata.
Le interazioni complesse tra i nutrienti e i meccanismi di azione nel corpo umano richiedono ulteriori studi per comprendere appieno il potenziale delle sostanze antitumorali.

Riflessione del capitolo:

Nel corso di questo capitolo, abbiamo esplorato una vasta gamma di sostanze nutritive, antiossidanti e composti bioattivi che possono influenzare in modo significativo la nostra salute e il nostro benessere.

Abbiamo scoperto l'importanza di nutrienti essenziali come il triptofano, gli amminoacidi, gli omega-3 e il magnesio, che svolgono un ruolo chiave nel corretto funzionamento del nostro corpo.

Inoltre, abbiamo esaminato gli antiossidanti, come la vitamina C, la vitamina E, il licopene, i poli fenoli e molti altri, che ci aiutano a contrastare lo stress ossidativo e a proteggere le nostre cellule dai danni dei radicali liberi.

Questo sottolinea l'importanza di una dieta equilibrata e variegata, ricca di frutta, verdura, cereali integrali e altri alimenti che ci forniscono questi preziosi composti.

Abbiamo anche esplorato una serie di composti bioattivi, come il falcarinolo, il resveratrolo, la curcumina, le Catechine del tè verde e i lignani, che presentano potenti proprietà antinfiammatorie, e antiossidanti.

Integrare questi composti nella nostra alimentazione può contribuire a migliorare il nostro stato di salute generale e a ridurre il rischio di malattie croniche.

È vero che in questo capitolo abbiamo affrontato una vasta gamma di sostanze, ciascuna con le sue caratteristiche e benefici specifici.

Tuttavia, è importante ricordare che l'obiettivo principale è quello di fornire una panoramica informativa e di incoraggiare scelte alimentari consapevoli.

Potrebbe sembrare un'impresa intimidatoria affrontare tutti questi nutrienti, ma il segreto risiede nell'adottare un approccio bilanciato.

Concentrati sulla diversità e l'equilibrio nella tua dieta, includendo una vasta gamma di alimenti che ti forniscono una miriade di sostanze benefiche.

Ricorda, non devi diventare un esperto di chimica alimentare da un giorno all'altro. L'obiettivo è migliorare gradualmente le tue scelte alimentari, includendo più alimenti nutrienti e consapevolmente selezionati.

Sfrutta le conoscenze acquisite da questo capitolo per prendere decisioni più informate sulla tua alimentazione quotidiana.

Spero che questo capitolo ti abbia aperto gli occhi sul potere che una dieta sana e bilanciata può avere sulla tua salute e sul tuo benessere a lungo termine.

Ti invito calorosamente a continuare a esplorare il mondo dell'alimentazione, imparando sempre di più sui nutrienti, gli antiossidanti e i composti benefici che possono essere presenti nei cibi che consumi.

Ricorda che ogni scelta alimentare conta e che ogni piccolo passo verso una dieta più sana è un passo nella giusta direzione.

Inoltre, durante questo percorso, abbiamo esplorato numerosi studi scientifici che hanno approfondito gli effetti benefici di molte di queste sostanze nel campo antitumorale e antinfiammatorio.

Le evidenze scientifiche hanno dimostrato che alcuni nutrienti, antiossidanti e composti bioattivi presenti nei cibi possono svolgere un ruolo significativo nella prevenzione di malattie, tra cui il cancro, e nel contrastare l'infiammazione cronica, un fattore chiave di molte patologie. Queste ricerche scientifiche sono fondamentali per comprendere meglio i meccanismi d'azione di queste sostanze e per fornire prove concrete dei loro benefici per la salute. Ciò ci offre una solida base scientifica su cui basare le nostre scelte alimentari e adottare uno stile di vita che promuova la prevenzione e il benessere generale.

È incoraggiante vedere come la scienza continui a indagare e a scoprire il potenziale terapeutico di nutrienti, antiossidanti e composti bioattivi presenti nei cibi.

Questi studi ci offrono una visione più approfondita del ruolo che una dieta sana e bilanciata può svolgere nel promuovere la salute e nella prevenzione di malattie croniche.

Tuttavia, è importante notare che la ricerca scientifica è un processo in continua evoluzione.

Mentre alcuni studi possono suggerire benefici specifici, è fondamentale considerare l'insieme delle evidenze e continuare a seguire le raccomandazioni nutrizionali generali.

Consultare un professionista del settore sanitario o un dietista può essere utile per comprendere meglio come integrare al meglio questi nutrienti nella propria dieta in modo sicuro ed efficace.

Ricordiamoci sempre che l'alimentazione è solo uno dei fattori che contribuiscono alla nostra salute complessiva.

Una dieta equilibrata, combinata con uno stile di vita attivo e altre pratiche salutari, è il fondamento per raggiungere e mantenere una buona salute.

Spero che l'approfondimento sui benefici delle sostanze nel campo antitumorale e antinfiammatorio, supportato dalle ricerche scientifiche, ti abbia fornito un ulteriore incentivo per adottare una dieta sana e consapevole. Ricorda sempre di fare scelte informate, ascoltando il tuo corpo e cercando un equilibrio che funzioni per te. La tua salute è un tesoro, e ogni passo verso una migliore alimentazione è un investimento nella tua qualità di vita.

CAPITOLO 5

MARKETING E MANIPOLAZIONE:

Introduzione:

Il mondo dell'alimentazione sana e della nutrizione è affascinante e complesso, e al suo interno esiste un fattore chiave che influenza le nostre scelte quotidiane; il marketing alimentare.
In un'epoca in cui l'attenzione verso uno stile di vita sano è in costante crescita, le aziende alimentari si sforzano di catturare la nostra attenzione e convincerci ad acquistare i loro prodotti.
Ma quanto influisce realmente il marketing sulla nostra alimentazione e sulla nostra salute?
Marketing e Manipolazione nell'Alimentazione Sana:
Una Visione Critica.

Nel presente capitolo, esploreremo il vasto mondo del marketing nell'industria alimentare e analizzeremo la manipolazione dietro le quinte. L'obiettivo di questa sezione è quello di far luce sulla crescente influenza del marketing sulla nostra percezione della salute e sulle nostre scelte alimentari, nonché di fornire strumenti pratici per navigare attraverso questa complessa realtà.
Il marketing alimentare è diventato una forza dominante nel settore, giocando un ruolo significativo nella formazione delle nostre abitudini e preferenze alimentari. Campagne pubblicitarie coinvolgenti, testimonianze di celebrità, etichette allettanti e promesse di benessere ci circondano, spingendoci a scegliere determinati prodotti. Ma quanto di ciò che viene presentato è effettivamente veritiero?
Affrontare criticamente il marketing nell'alimentazione sana è fondamentale per comprendere come le aziende possano manipolare le informazioni, creare un'illusione di salubrità intorno ai loro prodotti e

influenzare le scelte degli individui. Svilupperemo una visione critica di queste pratiche, esaminando le tecniche utilizzate, i messaggi trasmessi e l'impatto che tutto ciò ha sulla nostra salute e sulle nostre decisioni alimentari.

Attraverso una combinazione di ricerca approfondita, esempi reali e consigli pratici, speriamo di dotare i lettori delle conoscenze necessarie per navigare in modo consapevole nel mondo del marketing alimentare. Ci auguriamo che questo capitolo funga da strumento di empowerment, aiutando i lettori a prendere decisioni informate e a difendersi dalla manipolazione.

Preparatevi a scoprire le strategie ingannevoli, le trappole pubblicitarie e le sfide che si nascondono dietro le brillanti campagne di marketing nell'industria alimentare. Insieme, esploreremo il panorama attuale, valuteremo la regolamentazione esistente e offriremo soluzioni pratiche per mantenere un approccio consapevole nell'ambito dell'alimentazione sana e della nutrizione.

Benvenuti in questo viaggio critico e illuminante attraverso il mondo del marketing e della manipolazione nell'alimentazione sana!

Tecniche di Marketing Ingannevoli:

Le aziende alimentari sfruttano astutamente una serie di tecniche di marketing per influenzare le scelte alimentari dei consumatori, spesso attraverso strategie ingannevoli che promuovono prodotti poco salutari come "salutari" o "naturali". Esaminiamo da vicino alcune di queste tecniche manipolative:

Pubblicità ingannevole:

La pubblicità alimentare può essere ingannevole, creando un'immagine distorta della realtà. Ad esempio, spot televisivi che mostrano cibi ad alto contenuto di zucchero o grassi saturi come parte di uno stile di vita sano e attivo. Questi messaggi pubblicitari possono fuorviare i consumatori facendo loro credere che consumare tali alimenti sia benefico per la loro salute.

Etichette fuorvianti:

Le etichette alimentari sono uno strumento cruciale per fornire informazioni sui prodotti, ma alcune aziende utilizzano etichette fuorvianti per creare l'illusione di un prodotto più salutare di quanto non sia in realtà. Ad esempio, possono utilizzare termini come "light", "basso contenuto di grassi" o "senza zucchero aggiunto", parole ben evidenziate come "free" o "bio", per nascondere altri ingredienti poco salutari o sostituire uno scomodo ingrediente con un sostituto meno salutare.

Strategie di pricing:

Il prezzo può essere utilizzato come leva psicologica per influenzare le scelte alimentari. Le aziende possono adottare strategie di pricing che rendono i prodotti poco salutari più accessibili o convenienti rispetto a quelli salutari. Ad esempio, ridurre i prezzi di bevande gassate o snack ad alto contenuto calorico, spingendo i consumatori a optare per queste opzioni non salutari. Mentre invece i prezzi dei prodotti freschi non lavorati rimangono quasi inaccessibili per alcune fasce sociali.

Campagne pubblicitarie fuorvianti:

Le aziende alimentari spesso lanciano campagne pubblicitarie che promuovono cibi poco salutari come "salutari" o "naturali". Utilizzano immagini attraenti, testimonianze di celebrità e affermazioni fuorvianti per convincere i consumatori che il consumo di tali prodotti è compatibile con uno stile di vita sano. Queste campagne possono influenzare la percezione della salute dei consumatori, spingendoli a fare scelte alimentari poco consapevoli.

È fondamentale che i consumatori siano consapevoli di queste tecniche di marketing ingannevoli per poter prendere decisioni alimentari più informate.
Cercare informazioni complete, leggere attentamente le etichette alimentari e sviluppare una capacità critica di analisi delle campagne pubblicitarie sono modi efficaci per proteggersi dalle manipolazioni del marketing e scegliere cibi veramente sani per una nutrizione adeguata.

L'Impatto del Marketing sulla Percezione della Salute:

Il marketing alimentare ha un impatto significativo sulla percezione della salute dei consumatori, plasmando le nostre opinioni su quali cibi siano considerati salutari e influenzando le nostre scelte alimentari. Esaminiamo più da vicino come il marketing può modellare la nostra percezione della salute e influire sulle decisioni che prendiamo.

Influenza del marketing sulla percezione della salute:

Le campagne pubblicitarie alimentari sono progettate per farci associare determinati prodotti a uno stile di vita sano e attivo. L'uso di immagini accattivanti, slogan persuasivi e testimonianze di celebrità crea un'associazione positiva tra un determinato alimento e la salute.
Ciò può portare i consumatori a credere che consumare quei prodotti contribuisca a migliorare la loro salute complessiva.

L'effetto Halo:

Il marketing può creare un "halo effect", un fenomeno in cui un'immagine positiva associata a un particolare aspetto di un prodotto si estende a influenzare la percezione generale del prodotto stesso.
Ad esempio, un alimento può essere pubblicizzato come contenente un ingrediente salutare, come frutta o cereali integrali, creando l'illusione che tutto il prodotto sia salutare.
Questo può portare i consumatori a ignorare o sottovalutare altri ingredienti meno salutari presenti nel prodotto.
Questo fattore ha un impatto significativo sulla percezione dei prodotti che acquistiamo, sopratutto per chi cerca prodotti specifici, che sta seguendo diete o che sceglie una linea di prodotti adeguati a le proprie allergie.
Spesso le persone sono attratte da prodotti che evidenziano in grande la mancanza di
alcune sostanze, mentre ignorano il contenuto. Ad esempio gli alimenti senza glutine possono contenere additivi emulsionanti che fungono a sostituire la maglia glutinea.
O come esempio abbiamo le classiche bevande gassate e zuccherate con evidenziate grandi e lucenti parole come "sugar free" , "zero" o senza zucchero aggiunto che contengono altri tipi di glucosio come lo sciroppo di mais.

L'effetto combinato di questi fattori può distorcere la nostra percezione della salute e influire sulle nostre scelte alimentari. È importante sviluppare una consapevolezza critica nei confronti delle campagne pubblicitarie alimentari, prendendo in considerazione non solo le affermazioni e le immagini promosse, ma anche l'intera composizione e il valore nutrizionale dei prodotti.
Essere consapevoli di come il marketing possa influenzare la nostra percezione della salute ci aiuterà a prendere decisioni alimentari più informate. È fondamentale considerare fonti di informazione affidabili, leggere attentamente le etichette alimentari e valutare in modo critico i messaggi pubblicitari per garantire che le nostre scelte alimentari siano davvero in linea con i nostri obiettivi di salute.

Effetti sulla Salute e sulle Scelte Alimentari:

Il marketing alimentare non solo influisce sulla nostra percezione della salute, ma ha anche importanti implicazioni per la nostra salute e le nostre scelte alimentari effettive. Esaminiamo gli effetti che il marketing può avere sul nostro benessere e come le strategie di marketing possono influenzare le nostre decisioni quotidiane riguardo all'alimentazione.

Effetti sulla salute fisica:

Le campagne pubblicitarie che promuovono alimenti ad alto contenuto di zucchero, grassi saturi o sale possono contribuire all'aumento dei livelli di obesità, diabete e malattie cardiovascolari nella popolazione.
Questi prodotti poco salutari, spesso associati a immagini positive e messaggi ingannevoli, possono indurre le persone a consumarli regolarmente, mettendo a rischio la loro salute fisica a lungo termine.
Dobbiamo sapere che, nonostante la gran maggioranza dei alimenti sono controllati e che le sostanze contenute i essi siano regolate da criteri di legge, norme sanitarie e dosi consigliate, esiste un fattore chiave di qui non possiamo sottovalutare l'esistenza, che e l'eccessivo consumo di alcuni prodotti (snack e bevande) specialmente in età giovane della popolazione.

Effetti sulla salute mentale:

Il marketing alimentare può anche influire sulla nostra salute mentale, in particolare quando promuove immagini di corpi irrealisticamente perfetti o crea aspettative irraggiungibili riguardo alla forma fisica e all'aspetto esteriore.
Queste rappresentazioni ideali possono generare insicurezze, disturbi dell'immagine corporea e disturbi alimentari, mettendo a rischio il benessere psicologico degli individui.

Impatto sulle scelte alimentari quotidiane:

Le strategie di marketing possono indurre le persone a fare scelte alimentari poco consapevoli o non in linea con una dieta equilibrata.

Ad esempio, la presenza di prodotti poco salutari in luoghi di vendita strategici, come le casse dei supermercati o le macchine distributrici, può spingere le persone a optare per cibi ad alto contenuto calorico o poco nutritivi.

Allo stesso tempo, il marketing può anche influenzare la mancanza di interesse per alimenti sani o poco conosciuti, contribuendo a un'offerta di cibo limitata e poco varia nella dieta delle persone.

Effetti sulle fasce vulnerabili della popolazione:

Le strategie di marketing alimentare possono avere un impatto ancora più significativo sulle fasce di popolazione più vulnerabili, come i bambini e gli individui con basso reddito. I messaggi persuasivi e le campagne pubblicitarie mirate possono indurre i bambini a desiderare prodotti poco salutari e influenzare le loro scelte alimentari a una giovane età. Allo stesso tempo, l'accessibilità economica ai cibi sani può essere limitata, mentre i prodotti meno salutari sono spesso più convenienti e accessibili per coloro che hanno meno risorse finanziarie.

Comprendere gli effetti del marketing alimentare sulla nostra salute e sulle nostre scelte è essenziale per sviluppare una consapevolezza critica e adottare comportamenti alimentari più sani. È fondamentale promuovere l'educazione alimentare, migliorare la trasparenza delle informazioni sugli alimenti e implementare politiche di regolamentazione più rigide per proteggere la salute pubblica da pratiche di marketing ingannevoli.

Regolamentazione e Normative:

La regolamentazione e le normative svolgono un ruolo cruciale nel tentativo di mitigare gli effetti negativi del marketing ingannevole e manipolativo nell'industria alimentare. Esaminiamo l'importanza della regolamentazione e le sfide associate nel proteggere i consumatori e promuovere scelte alimentari più sane.

Ruolo della regolamentazione:

Le normative e le leggi alimentari sono progettate per garantire che le pratiche di marketing siano trasparenti, oneste e rispettino i principi di salute pubblica. Esse stabiliscono linee guida riguardo alle affermazioni di salute che possono essere fatte sui prodotti alimentari, all'etichettatura nutrizionale, alle modalità di presentazione dei prodotti e alle strategie di pubblicità. La regolamentazione mira a proteggere i consumatori, promuovere la concorrenza leale e sostenere la salute pubblica.

Sfide della regolamentazione:

La regolamentazione nel settore alimentare affronta diverse sfide.
Una delle sfide principali riguarda l'adattamento rapido delle pratiche di
marketing alle normative esistenti, spesso superando le intenzioni delle
leggi esistenti.
Le aziende alimentari possono trovare modi creativi per aggirare le
regolamentazioni o utilizzare termini ambigui per promuovere i loro
prodotti. La mancanza di risorse sufficienti per la sorveglianza e
l'applicazione delle normative è un altro ostacolo che può rendere difficile
il monitoraggio delle pratiche di marketing ingannevoli.

Miglioramenti nella regolamentazione:

Nonostante le sfide, ci sono sforzi per migliorare la regolamentazione e le
normative nel settore alimentare. Gli enti regolatori lavorano per rafforzare
le leggi esistenti, introdurre nuove disposizioni e adottare approcci basati
sulle evidenze scientifiche per garantire che i consumatori siano
adeguatamente protetti. Ciò può includere l'implementazione di restrizioni
più rigorose sull'uso di affermazioni di salute, l'adozione di standard più
chiari per l'etichettatura dei prodotti e l'introduzione di normative che
limitano le strategie di marketing ingannevoli.

Ruolo dell'educazione e della consapevolezza:

Oltre alla regolamentazione, è fondamentale promuovere l'educazione
alimentare e sviluppare la consapevolezza critica dei consumatori. Fornire
informazioni trasparenti, accessibili e comprensibili sulle pratiche di
marketing alimentare, sull'etichettatura e sulla scelta di alimenti sani è
essenziale per consentire ai consumatori di prendere decisioni informate.
L'educazione può anche aiutare a creare una domanda di prodotti
alimentari più sani e sostenibili, spingendo le aziende a migliorare le loro
pratiche e ad offrire opzioni più salutari.

Consigli e Suggerimenti:

Oltre a comprendere l'effetto del marketing alimentare e l'importanza della regolamentazione, è fondamentale adottare un approccio consapevole all'alimentazione. Ecco alcuni consigli e suggerimenti per aiutarti a fare scelte alimentari più sane e resistere alle pratiche di marketing ingannevoli.

Leggi attentamente le etichette:

Quando fai la spesa, prenditi il tempo per leggere attentamente le etichette degli alimenti. Focalizzati sugli ingredienti e sui valori nutrizionali.
Fai attenzione a termini come "zuccheri aggiunti", "grassi saturi" , "sodio", "senza glutine" o altre sigle e numeri che possono indicare la presenza di ingredienti poco salutari.
Scegli prodotti che sono ricchi di nutrienti essenziali, come frutta, verdura, cereali integrali e proteine magre.

Sii consapevole delle strategie di marketing:

Sviluppa una consapevolezza critica delle tecniche di marketing utilizzate dalle aziende alimentari.
Riconosci i messaggi persuasivi e le immagini accattivanti che possono influenzare la tua percezione della salute.
Sii consapevole dell'effetto halo, in cui un prodotto viene promosso come sano a causa di un singolo ingrediente o caratteristica, mentre può contenere altri componenti poco salutari.

Fai scelte basate sull'evidenza scientifica:

Cerca informazioni affidabili e basate sull'evidenza scientifica quando prendi decisioni alimentari.
Consulta fonti autorevoli come organizzazioni sanitarie, istituti di ricerca o professionisti della nutrizione.
Considera le raccomandazioni di una dieta equilibrata e varia, che comprende una varietà di alimenti nutrienti e riduce l'assunzione di zuccheri, grassi saturi e sodio.

Prendi in considerazione l'effetto a lungo termine sulla salute:

Rifletti sulle conseguenze a lungo termine delle tue scelte alimentari.
Chiediti come determinato alimento o bevanda può influire sulla tua salute
generale e sul benessere a lungo termine.
Scegli alimenti che promuovono una buona salute e ti forniscono l'energia
e i nutrienti di cui hai bisogno per vivere una vita attiva e soddisfacente.

Sii consapevole delle porzioni e dell'equilibrio:

Mantieni una buona comprensione delle porzioni adeguate per i diversi
alimenti e cerca di mantenere un equilibrio nella tua dieta.
Non lasciare che le strategie di marketing ti portino a consumare quantità
eccessive di cibi poco salutari.
Non abusare di snack ultra-processati o bevande zuccherate industriali, e
piuttosto preferire alimenti preparati a casa con ingredienti naturali come
frutta e verdura.
Cerca di bilanciare i pasti con una varietà di alimenti nutrienti.

Conclusione:

L'analisi del marketing e della manipolazione nell'industria alimentare ci
ha mostrato come le strategie di marketing possono influenzare
profondamente la nostra percezione della salute e le nostre scelte
alimentari.
Abbiamo esaminato le tecniche ingannevoli utilizzate dalle aziende
alimentari, l'impatto del marketing sulla percezione della salute, l'illusione
di salubrità creata dal marketing e gli effetti sulla nostra salute e sulle
scelte alimentari effettive.
È evidente che il marketing alimentare svolge un ruolo significativo nella
promozione di alimenti poco salutari e può contribuire a problemi di salute
pubblica come l'obesità, il diabete e le malattie cardiovascolari.
Inoltre, il marketing può influenzare la nostra salute mentale, generando
insicurezze e disturbi dell'immagine corporea.
Le fasce di popolazione più vulnerabili, come i bambini e coloro con basso
reddito, sono particolarmente soggette all'influenza del marketing
alimentare.
Tuttavia, non dobbiamo lasciarci sopraffare da queste pratiche ingannevoli.
Abbiamo discusso l'importanza della regolamentazione e delle normative
nel settore alimentare per proteggere i consumatori e promuovere scelte
alimentari più sane.

È cruciale che gli enti regolatori intensifichino i loro sforzi per migliorare le leggi esistenti e adottare un approccio basato sulle evidenze scientifiche. Abbiamo anche offerto consigli e suggerimenti pratici per adottare un' approccio consapevole all'alimentazione, come leggere attentamente le etichette, essere consapevoli delle strategie di marketing, fare scelte basate sull'evidenza scientifica e mantenere un equilibrio nella dieta.

In definitiva, la consapevolezza del marketing e della manipolazione nell'industria alimentare è fondamentale per prendere decisioni alimentari informate e perseguire uno stile di vita sano.

Dobbiamo essere critici, educati e sostenere politiche che promuovano la trasparenza e la salute pubblica. Solo attraverso un approccio consapevole possiamo sfidare le pratiche ingannevoli e fare scelte che favoriscono il nostro benessere individuale e collettivo.

Riflettendo sulle sezioni trattate, abbiamo guadagnato una maggiore consapevolezza delle strategie di marketing ingannevoli, dell'impatto sulla nostra percezione della salute, degli effetti sulla nostra salute e sulle scelte alimentari, nonché delle normative e dei consigli per un'Alimentazione consapevole.

Ora è compito nostro mettere in pratica queste conoscenze, promuovere la consapevolezza e lavorare per un cambiamento positivo nell'industria alimentare. Insieme, possiamo coltivare una cultura alimentare più sana e responsabile.

CAPITOLO 6

Movimenti alimentari e mode culinarie:

Introduzione:

Il mondo dell'alimentazione e della nutrizione è in continua evoluzione, influenzato da una vasta gamma di movimenti alimentari e tendenze culinarie.

Negli ultimi decenni, ha assistito a un crescente interesse per i movimenti alimentari. Sempre più persone stanno esplorando nuove vie per soddisfare le proprie esigenze nutrizionali, influenzate da una vasta gamma di motivazioni, tra cui l'etica, l'ambiente, la salute personale e le convinzioni individuali.

Questi movimenti alimentari si sono trasformati in comunità attive, che promuovono scelte alimentari specifiche e spingono per un cambiamento sociale più ampio.

Ma cosa sono esattamente i movimenti alimentari?

I movimenti alimentari possono essere descritti come gruppi di individui che adottano un approccio specifico all'alimentazione, spesso basato su principi etici, salute o sostenibilità ambientale.

Questi movimenti si sono evoluti nel corso degli anni, diventando parte integrante del panorama alimentare contemporaneo.

Le ragioni che spingono le persone ad abbracciare tali movimenti sono varie e complesse, riflettendo una crescente consapevolezza dell'impatto delle nostre scelte alimentari sulla salute personale e sul pianeta.

Nel corso di questo capitolo, esploreremo alcuni dei movimenti alimentari più rilevanti e popolari, cercando di comprenderne i principi fondamentali, le filosofie sottostanti e l'impatto che hanno sulla società e sulla cultura alimentare.

Inoltre, prenderemo in considerazione l'evidenza scientifica disponibile per valutare i benefici e le limitazioni di questi movimenti, fornendo un quadro equilibrato per guidare le scelte alimentari dei nostri lettori.

È importante sottolineare che questo capitolo non mira a promuovere o criticare specifici movimenti alimentari, ma piuttosto a fornire informazioni chiare e basate sulle prove per aiutare i lettori a comprendere le diverse opzioni disponibili e adottare decisioni consapevoli sulla loro alimentazione.

Ora che abbiamo delineato la struttura e l'approccio del nostro capitolo, inizieremo esplorando alcuni dei movimenti alimentari più diffusi e le loro ragioni dietro la scelta di un'alimentazione specifica.

vegetariana e vegana:

Descrizione dei principi fondamentali della dieta vegetariana e vegana:

La dieta vegetariana e vegana è una scelta alimentare che si basa sull'esclusione della carne e dei prodotti di origine animale.
Mentre la dieta vegetariana consente il consumo di latticini, uova e miele, la dieta vegana esclude completamente tutti i prodotti animali, compresi i latticini, le uova e il miele.
Tali principi si basano sulla convinzione che una dieta priva di carne e prodotti animali possa apportare numerosi benefici per la salute e l'ambiente.
Da un punto di vista salutistico, questa scelta alimentare è ricca di alimenti vegetali come frutta, verdura, cereali integrali, legumi, noci e semi, che forniscono una vasta gamma di nutrienti essenziali come fibre, vitamine, minerali e antiossidanti.
Inoltre, la dieta vegetariana e vegana è associata a un ridotto rischio di malattie croniche, come malattie cardiache, diabete di tipo 2 e alcune forme di cancro. Gli alimenti vegetali sono generalmente più bassi in grassi saturi e colesterolo rispetto a quelli di origine animale, e una maggiore assunzione di fibre alimentari può favorire la salute del sistema digestivo.
Dal punto di vista ambientale, la scelta di adottare una dieta vegetariana o vegana è motivata dalla consapevolezza degli impatti negativi dell'industria animale sull'ambiente.
La produzione di carne e l'agricoltura intensiva richiedono grandi quantità di acqua, terra e risorse energetiche, contribuendo all'emissione di gas serra e all'accelerazione del cambiamento climatico.
Ridurre il consumo di carne e prodotti animali può aiutare a mitigare questi impatti ambientali negativi.
Tuttavia, è importante notare che la dieta vegetariana e vegana richiede attenzione per garantire un adeguato apporto di nutrienti essenziali come proteine, ferro, vitamina B12, calcio e omega-3.

È consigliabile pianificare attentamente i pasti per includere una varietà di alimenti vegetali ricchi di questi nutrienti o considerare l'uso di integratori, se necessario.

In conclusione, la dieta vegetariana e vegana si basa sull'esclusione della carne e dei prodotti animali, offrendo benefici per la salute e l'ambiente. La scelta di adottare questa dieta richiede una pianificazione attenta per garantire un adeguato apporto di nutrienti essenziali.

Considerazioni nutrizionali per una dieta vegetariana o vegana equilibrata:

Proteine:

La fonte principale di proteine nella dieta vegetariana e vegana sono i legumi come fagioli, lenticchie e ceci, oltre a tofu, tempeh e seitan. È importante consumare una varietà di fonti proteiche vegetali per assicurarsi di ottenere tutti gli aminoacidi essenziali. Integrare anche cereali integrali, noci e semi può contribuire a fornire proteine di alta qualità.

Ferro:

Le fonti vegetali di ferro includono spinaci, cavoli, fagioli, lenticchie, semi di zucca, quinoa e cereali fortificati. Per aumentare l'assorbimento del ferro non-eme (ferro vegetale), è consigliabile consumare alimenti ricchi di vitamina C, come agrumi, pomodori o peperoni, durante i pasti.

Vitamina B12:

La vitamina B12 è essenziale per la formazione dei globuli rossi e la salute del sistema nervoso. Poiché la B12 si trova principalmente in alimenti di origine animale, le persone che seguono una dieta vegetariana o vegana dovrebbero considerare l'assunzione di integratori di B12 o cibi fortificati con B12, come cereali o bevande vegetali.

Calcio:

Le fonti vegetali di calcio includono cavoli, bok choy, broccoli, tofu preparato con solfato di calcio, semi di sesamo, mandorle e alimenti fortificati con calcio, come alcuni tipi di latte vegetale. Assicurarsi di consumare una quantità adeguata di queste fonti per mantenere una buona salute ossea.

Omega-3:

Gli omega-3 sono acidi grassi essenziali che possono essere ottenuti da semi di lino, semi di chia, noci, alghe marine e olio di alghe. L'integrazione con olio di alga può essere considerata per garantire un adeguato apporto di EPA e DHA, che sono forme attive di omega-3.

Vitamina D:

La vitamina D è importante per la salute delle ossa e può essere ottenuta dall'esposizione al sole e da alimenti fortificati come alcuni tipi di latte vegetale. Tuttavia, in alcune regioni o periodi dell'anno, potrebbe essere necessario considerare l'assunzione di integratori di vitamina D.

Fibre:

Poiché le diete vegetariane e vegane sono ricche di alimenti vegetali, di solito sono naturalmente ricche di fibre. Tuttavia, è importante aumentare gradualmente l'assunzione di fibre e assicurarsi di bere abbastanza acqua per evitare problemi digestivi.

Pro e contro della dieta vegetariana e vegana:

Pro:
Ridotto impatto ambientale:

Sia la dieta vegetariana che quella vegana possono contribuire a ridurre l'impatto ambientale, poiché l'allevamento di animali è responsabile di una significativa produzione di gas serra e consumo di risorse naturali.
Benefici per la salute:
Entrambe le diete possono offrire benefici per la salute, come il controllo del peso, il miglioramento del profilo lipidico e la riduzione del rischio di alcune malattie croniche come il diabete di tipo 2 e alcune forme di cancro.

Etica e compassionevolezza:

La scelta di una dieta vegetariana o vegana può derivare da considerazioni etiche nei confronti degli animali, promuovendo la compassione e il rispetto verso tutte le forme di vita.

Variegata scelta di alimenti:

Sia la dieta vegetariana che quella vegana offrono una vasta gamma di frutta, verdura, legumi, cereali integrali, noci e semi che possono fornire una varietà di nutrienti.

Contro:
Possibili carenze di nutrienti:

Sia la dieta vegetariana che quella vegana possono portare a carenze di nutrienti come vitamina B12, ferro eme, calcio, omega-3 a lunga catena e vitamina D, se non vengono prese misure adeguate per pianificare una dieta equilibrata e integrare con fonti alternative di questi nutrienti.

Difficoltà sociale:

In situazioni sociali, come cene fuori o eventi, può essere difficile trovare opzioni vegetariane o vegane. Ciò può causare disagio o limitazioni nelle scelte alimentari.

È importante ricordare che sia la dieta vegetariana che quella vegana possono essere salutari se vengono pianificate in modo equilibrato e si presta attenzione a un adeguato apporto di nutrienti. Consultare un professionista della nutrizione può essere utile per garantire una dieta completa e bilanciata.

Senza glutine:

Negli ultimi anni, l'alimentazione senza glutine ha guadagnato sempre più popolarità, diventando uno dei movimenti alimentari più diffusi in molte parti del mondo. L'alimentazione senza glutine coinvolge l'esclusione del glutine, una proteina presente nel grano, orzo, segale e triticale, dalla propria dieta. Sebbene sia essenziale per le persone affette da condizioni come la celiachia o l'intolleranza al glutine, molte altre persone si sono unite a questo movimento per ragioni di salute o per sperimentare benefici apparenti.
Definizione e motivazioni dietro l'alimentazione senza glutine.
Questo movimento alimentare è guidato da diverse motivazioni, tra cui:

Celiachia:

La celiachia è una malattia autoimmune in cui il consumo di glutine provoca danni all'intestino tenue. Le persone con celiachia devono seguire una dieta rigorosamente priva di glutine per evitare complicazioni e promuovere la salute intestinale.

Intolleranza al glutine:

L'intolleranza al glutine, anche conosciuta come sensibilità al glutine non celiaca, è una condizione in cui le persone sviluppano sintomi simili a quelli della celiachia senza però presentare danni intestinali o una risposta autoimmune. Alcune persone scelgono l'alimentazione senza glutine per alleviare i sintomi associati all'intolleranza al glutine.

Miglioramento del benessere generale:

Alcune persone sostengono che l'alimentazione senza glutine possa portare a un miglioramento generale del benessere, come un aumento dell'energia, una migliore digestione o una riduzione dei disturbi gastrointestinali. Tuttavia, l'evidenza scientifica su questi presunti benefici è ancora limitata e non conclusiva.

Celiachia e intolleranza al glutine differenze e diagnosi:

È importante comprendere le differenze tra la celiachia e l'intolleranza al glutine, poiché influenzano le ragioni e le implicazioni dell'alimentazione senza glutine.
Ecco alcune distinzioni chiave:

Celiachia:

La celiachia è una malattia autoimmune in cui il consumo di glutine provoca una risposta immunitaria che danneggia l'intestino tenue. È diagnosticata attraverso esami medici, tra cui test del sangue specifici e una biopsia intestinale. L'aderenza a una dieta rigorosamente senza glutine è essenziale per gestire la celiachia e prevenire danni e complicazioni.

Intolleranza al glutine:

L'intolleranza al glutine è una condizione in cui le persone sperimentano sintomi gastrointestinali simili a quelli della celiachia, ma senza gli stessi danni all'intestino tenue o una risposta autoimmune. La diagnosi di intolleranza al glutine può essere complessa e comporta l'esclusione di altre possibili cause di sintomi simili. Non esistono test specifici per l'intolleranza al glutine e la gestione coinvolge spesso l'eliminazione del glutine dalla dieta per determinare se i sintomi migliorano.

Considerazioni nutrizionali:

Seguire un'alimentazione senza glutine richiede una pianificazione e un'attenzione particolari per garantire l'assunzione adeguata di nutrienti essenziali.
Ecco alcuni punti importanti da considerare:

Fonti alternative di nutrienti:

Poiché il grano e altri cereali contenenti glutine sono spesso fonti importanti di carboidrati, fibre e vitamine del gruppo B, è fondamentale identificare fonti alternative di questi nutrienti nella dieta senza glutine. Alcune opzioni includono cereali senza glutine come riso, mais, quinoa e miglio, nonché farine e amidi senza glutine come farina di riso, farina di mais, fecola di patate e farina di mandorle. Integrare una varietà di alimenti senza glutine nella dieta aiuta a garantire un'ampia gamma di nutrienti.

Attenzione agli alimenti trasformati:

Molti prodotti alimentari trasformati possono contenere glutine come ingrediente nascosto.
Pertanto, è fondamentale leggere attentamente le etichette degli alimenti per identificare la presenza di glutine.
Esistono anche certificazioni senza glutine che garantiscono che i prodotti alimentari siano stati testati e verificati come privi di glutine.
Tuttavia, è sempre consigliabile fare riferimento alle fonti alimentari naturali e non trasformate, come frutta, verdura, carne, pesce e legumi, che sono naturalmente privi di glutine.

Evitare carenze nutrizionali:

Eliminare il glutine dalla dieta può comportare il rischio di carenze nutrizionali, come la ridotta assunzione di fibre, ferro, calcio, vitamina D, acido folico e vitamine del gruppo B.
È consigliabile consultare un dietista o un professionista sanitario esperto in celiachia o alimentazione senza glutine per garantire una dieta equilibrata e l'eventuale integrazione di nutrienti chiave.

Gestire le contaminazioni crociate:

La contaminazione crociata può verificarsi quando alimenti naturalmente privi di glutine vengono contaminati con piccole quantità di glutine durante la produzione, la lavorazione o la preparazione. È importante adottare misure per evitare la contaminazione crociata, come l'utilizzo di utensili da cucina puliti e separati, lo spazio dedicato alla preparazione degli alimenti senza glutine e l'attenzione alle potenziali fonti di contaminazione, come tostapane o pentole.

Riflessione e conclusione, senza glutine:

L'alimentazione senza glutine ha dimostrato di essere essenziale per le persone con celiachia e intolleranza al glutine, poiché aiuta a prevenire danni intestinali e a migliorare la qualità della vita.
Oltre alle questioni di salute specifiche, alcune persone senza celiachia o intolleranza al glutine riportano benefici e miglioramenti generali dopo l'eliminazione del glutine dalla loro dieta.
Nonostante l'evidenza scientifica sia ancora limitata e non conclusiva riguardo ai presunti benefici dell'alimentazione senza glutine per coloro che non presentano celiachia o intolleranza, molte persone sostengono di sperimentare un miglioramento della digestione, un aumento dell'energia, una riduzione dei disturbi gastrointestinali e una generale sensazione di benessere dopo aver adottato questa dieta.
È importante riconoscere che gli effetti benefici dell'alimentazione senza glutine possono variare da persona a persona.
Alcuni di questi benefici potrebbero essere attribuiti all'eliminazione di altri componenti presenti nei cibi contenenti glutine, come zuccheri raffinati o grassi saturi, piuttosto che al glutine stesso.
Tuttavia, prima di intraprendere l'alimentazione senza glutine senza una diagnosi di celiachia o intolleranza al glutine, è consigliabile consultare un professionista sanitario qualificato.
Questo può aiutare a identificare la causa dei sintomi o dei disturbi gastrointestinali e fornire una guida personalizzata sulla gestione della dieta.
In conclusione, l'alimentazione senza glutine rappresenta un importante strumento per coloro che soffrono di celiachia o intolleranza al glutine, offrendo un modo efficace per mantenere la salute intestinale e prevenire complicazioni a lungo termine.
Sebbene alcune persone possano sperimentare benefici e miglioramenti generali senza una diagnosi di celiachia o intolleranza, è fondamentale considerare attentamente le ragioni dietro l'eliminazione del glutine e consultare un professionista sanitario per una valutazione accurata della propria situazione individuale.
Ricorda che la scelta di seguire un'alimentazione senza glutine dovrebbe sempre essere presa in modo consapevole e ben informata, tenendo conto delle necessità personali e delle evidenze scientifiche disponibili.

(Low Carb) Basso Contenuto di Carboidrati:

Definizione:

La dieta a basso contenuto di carboidrati (low carb) è un approccio alimentare che si concentra sulla riduzione dell'assunzione di carboidrati e sull'aumento dell'apporto di proteine e grassi sani. Questo stile alimentare favorisce il consumo di carne, pesce, uova, latticini, noci, semi e verdure a basso contenuto di amido, mentre limita o evita cibi ricchi di carboidrati come pane, pasta, riso, cereali, patate, zuccheri aggiunti e bevande zuccherate.

Aspetti chiave:

Riduzione dell'insulina: Riducendo l'apporto di carboidrati, si riduce anche la produzione di insulina nel corpo. Ciò può aiutare a favorire la perdita di peso e il controllo del glucosio nel sangue, specialmente per le persone con resistenza all'insulina o diabete di tipo 2.

Utilizzo dei grassi come fonte di energia:

Con meno carboidrati disponibili, il corpo passa ad utilizzare i grassi come fonte primaria di energia. Ciò può portare a una maggiore ossidazione dei grassi e può essere vantaggioso per la perdita di peso e il miglioramento della composizione corporea.

Riduzione dell'appetito:

Gli alimenti a basso contenuto di carboidrati tendono ad avere un effetto saziante maggiore rispetto ai carboidrati. Di conseguenza, molte persone sperimentano una riduzione dell'appetito e una maggiore sensazione di sazietà durante una dieta low carb.

Evidenze scientifiche:

Numerosi studi scientifici hanno esaminato gli effetti della dieta low carb sulla perdita di peso e sulla salute metabolica. Alcune ricerche hanno dimostrato che una dieta a basso contenuto di carboidrati può portare a una maggiore perdita di peso rispetto a diete tradizionali a basso contenuto di grassi, e può aiutare a migliorare i livelli di zucchero nel sangue, i livelli di colesterolo e la pressione sanguigna in alcune persone.

È importante sottolineare che gli effetti possono variare da individuo a individuo, e la dieta low carb potrebbe non essere adatta a tutti.

Quadro generale:

La dieta a basso contenuto di carboidrati può essere un'opzione efficace per la perdita di peso, il controllo del glucosio nel sangue e il miglioramento della salute metabolica. Tuttavia, è fondamentale adottare un approccio equilibrato ed evitare l'eccesso di grassi saturi e il consumo insufficiente di fibre e altri nutrienti essenziali.
Per seguire una dieta low carb in modo sano ed equilibrato, ecco alcune considerazioni da tenere a mente:

Scelta degli alimenti:

Opta per fonti proteiche magre come pollo, pesce, legumi e tofu. Includi una varietà di verdure a basso contenuto di carboidrati come broccoli, spinaci, cavolfiori e zucchine. Scegli grassi sani come avocado, noci, semi e olio extravergine di oliva.

Moderazione:

Anche se la dieta low carb limita i carboidrati, non è necessario eliminarli completamente. Assicurati di includere piccole porzioni di carboidrati complessi provenienti da cereali integrali, come quinoa o farro, per fornire energia e fibre.

Monitoraggio dei nutrienti:

Controlla l'assunzione di nutrienti essenziali come vitamine, minerali e fibre. Potresti considerare l'assunzione di integratori o consultare un dietista per assicurarti di soddisfare le tue esigenze nutrizionali.

Personalizzazione:

Ogni individuo ha esigenze diverse, quindi personalizza la dieta low carb in base alle tue preferenze alimentari, al tuo stile di vita e alle esigenze individuali. Assicurati di ascoltare il tuo corpo e apportare eventuali modifiche se necessario.

Monitoraggio dei progressi:

Tieni traccia dei tuoi progressi nella perdita di peso, nei livelli di energia e nelle modifiche dei parametri di salute, ma ricorda che l'obiettivo principale dovrebbe essere un'alimentazione sana e sostenibile nel lungo termine.

Infine, ricorda che la dieta low carb potrebbe non essere adatta a tutti. Alcune persone possono trarre benefici da questo approccio, mentre altre potrebbero preferire una dieta più bilanciata che includa una maggiore varietà di carboidrati.

Digiuno Intermittente:

Definizione:

Il digiuno intermittente è un approccio alimentare che alterna periodi di digiuno a periodi di alimentazione. Ci sono diverse modalità di digiuno intermittente, ma tra le più comuni ci sono il digiuno 16/8 (digiuno per 16 ore al giorno e limitare l'apporto calorico a una finestra di 8 ore) e il digiuno 5:2 (mangiare normalmente per 5 giorni e limitare l'apporto calorico per 2 giorni non consecutivi).

Aspetti chiave:

Regolazione dell'insulina: Il digiuno intermittente può contribuire a regolare l'insulina nel corpo. Durante il periodo di digiuno, l'insulina diminuisce e il corpo inizia a utilizzare i depositi di grasso come fonte di energia. Ciò può favorire la perdita di peso e migliorare la sensibilità all'insulina.

Benefici per la salute metabolica:

Il digiuno intermittente può aiutare a migliorare il metabolismo, ridurre l'infiammazione e favorire l'autofagia, un processo di riparazione cellulare. Ciò può portare a una migliore gestione del peso, una maggiore chiarezza mentale e una potenziale riduzione del rischio di malattie come il diabete di tipo 2 e le malattie cardiache.

Controllo dell'appetito:

Nonostante si tratti di un periodo di digiuno, molte persone riportano una riduzione dell'appetito durante il digiuno intermittente. Ciò può essere utile per il controllo delle porzioni e il raggiungimento di un deficit calorico, se l'obiettivo è la perdita di peso.

Evidenze scientifiche:

Le ricerche sugli effetti del digiuno intermittente sono ancora in corso, ma finora gli studi hanno indicato alcuni benefici potenziali.
Ad esempio, uno studio pubblicato sul New England Journal of Medicine ha suggerito che il digiuno intermittente può aiutare a migliorare la sensibilità insulinica e ridurre il grasso corporeo.
Tuttavia, è importante sottolineare che il digiuno intermittente potrebbe non essere adatto a tutti. Alcune persone potrebbero sperimentare effetti collaterali come affaticamento, irritabilità o difficoltà a concentrarsi durante il periodo di digiuno. Inoltre, le donne in gravidanza, le persone con disturbi alimentari o condizioni mediche specifiche dovrebbero evitare o essere cautelose nel praticare il digiuno intermittente.

Quadro generale:

Il digiuno intermittente può essere un'opzione interessante per coloro che cercano di migliorare la loro salute metabolica, perdere peso o aumentare la chiarezza mentale.
È fondamentale adottare un approccio sicuro ed equilibrato. Ecco alcune considerazioni importanti:

Inizia gradualmente:

Se sei nuovo al digiuno intermittente, inizia con periodi più brevi di digiuno e gradualmente aumenta la durata man mano che il tuo corpo si abitua.
Puoi iniziare con il digiuno 12/12 e poi passare al 16/8 o ad altre modalità a seconda delle tue esigenze e del tuo comfort.

Mantieni l'idratazione:

Durante il periodo di digiuno, assicurati di rimanere adeguatamente idratato.
Bevi acqua, tè o caffè non zuccherato per evitare la disidratazione. Evita le bevande zuccherate o gassate, poiché potrebbero rompere il digiuno.

Ascolta il tuo corpo:

Ogni individuo è unico, quindi è importante ascoltare il tuo corpo e adattare il digiuno alle tue esigenze. Se ti senti stanco o affaticato, potresti aver bisogno di ridurre la durata del digiuno o consultare un professionista sanitario per un supporto personalizzato.

Equilibrio nutrizionale:

Durante i periodi di alimentazione, fai scelte alimentari nutrienti ed equilibrate.
Assicurati di ottenere un adeguato apporto di proteine, carboidrati complessi, grassi sani, vitamine e minerali essenziali per sostenere la tua salute generale

Ossesvazione:

Sebbene sia importante notare che il digiuno intermittente potrebbe non essere adatto a tutti, può offrire benefici potenziali per la cura, la disintossicazione e l'antinfiammazione del corpo.
Tuttavia, è fondamentale sottolineare che il digiuno intermittente è un'opzione delicata che richiede monitoraggio e supervisione.
La regolazione dell'insulina, i potenziali benefici metabolici e il controllo dell'appetito sono alcuni dei principali aspetti chiave del digiuno intermittente.
Le evidenze scientifiche finora suggeriscono che il digiuno intermittente potrebbe favorire la perdita di peso, migliorare la sensibilità all'insulina e promuovere processi di riparazione cellulare come l'autofagia.
Tuttavia, è fondamentale adottare un approccio graduale e personalizzato al digiuno intermittente.
Ascoltare il proprio corpo, mantenere l'idratazione, mantenere un equilibrio nutrizionale e consultare un professionista sanitario sono tutti elementi importanti da considerare durante la pratica del digiuno intermittente.
In conclusione,
il digiuno intermittente può essere un'opzione interessante per alcune persone che desiderano esplorare nuovi approcci alimentari e sperimentare benefici potenziali come la cura, la disintossicazione e l'antinfiammazione del corpo.
Tuttavia, è fondamentale adottare un approccio responsabile e sicuro, monitorando attentamente il proprio corpo e cercando sempre il supporto di un professionista sanitario quando necessario.

Mode culinarie:

Le mode culinarie si riferiscono alle tendenze, agli stili e alle pratiche che emergono nel campo della cucina e dell'alimentazione in un determinato periodo di tempo.
Queste tendenze possono riguardare diversi aspetti, come gli ingredienti utilizzati, i metodi di preparazione, le presentazioni dei piatti, le influenze culturali o le preferenze dietetiche.
Le mode culinarie possono essere guidate da vari fattori, tra cui l'evoluzione dei gusti e delle preferenze delle persone, l'interazione tra culture culinarie, i progressi tecnologici che influenzano le pratiche di cucina e persino l'impatto dei social media sull'esposizione e la condivisione di nuove idee culinarie.
Queste tendenze possono essere temporanee e soggette a cambiamenti nel corso del tempo, riflettendo l'evoluzione dei gusti, delle esigenze e delle aspettative delle persone riguardo all'alimentazione e alla cucina.
È importante notare che le mode culinarie possono essere fonte di ispirazione e creatività nella cucina, ma è sempre consigliabile mantenere un equilibrio e una consapevolezza dell'aspetto nutrizionale, della sostenibilità e della diversità alimentare.

Cucina Fusión:

La cucina fusión è diventata sempre più popolare negli ultimi anni, mescolando sapientemente tradizioni culinarie da diverse culture in piatti unici e creativi.
Questa tendenza culinaria si basa sull'idea di unire ingredienti, tecniche e sapori provenienti da diverse parti del mondo per creare un'esperienza gastronomica innovativa.
Ad esempio, la cucina fusión può combinare influenze messicane con quelle giapponesi, creando piatti come i sushi tacos, che combinano la freschezza e la delicatezza del sushi con i sapori audaci del Messico.
Altri esempi di cucina fusión includono l'utilizzo di spezie e condimenti esotici in piatti tradizionali, o la fusione di ingredienti locali con tecniche di cucina internazionali.
La cucina fusión non solo offre una gamma più ampia di sapori e combinazioni di ingredienti, ma può anche creare un ponte tra diverse

culture culinarie, aprendo la strada alla scoperta di nuove combinazioni gustose.

Cibi Superfood:

La tendenza dei cibi superfood è diventata sempre più diffusa negli ultimi anni, spingendo le persone a cercare alimenti ricchi di nutrienti e benefici per la salute.
I cibi superfood sono caratterizzati dalla loro densità nutrizionale, contenendo elevate quantità di vitamine, minerali, antiossidanti e altri composti bioattivi.
Tra i cibi superfood più popolari ci sono la quinoa, considerata un'ottima fonte di proteine e fibre, le bacche di goji ricche di antiossidanti, i semi di chia che offrono acidi grassi omega-3 e fibre, gli spinaci che forniscono ferro e vitamina C, e l'avocado ricco di grassi sani e vitamine del gruppo B.
L'integrazione di cibi superfood nella dieta quotidiana può contribuire a migliorare la salute generale, aumentare l'energia, sostenere il sistema immunitario e promuovere una buona digestione.
È importante notare che i cibi superfood non dovrebbero essere considerati come una soluzione magica, ma come parte di un'alimentazione equilibrata e variegata.

Tendenze di Presentazione e Fotografia Culinaria:

Con l'avvento dei social media, la presentazione e la fotografia culinaria sono diventate un aspetto fondamentale delle tendenze culinarie.
I ristoranti e gli appassionati di cucina cercano sempre più di creare piatti esteticamente accattivanti che catturino l'attenzione degli occhi prima ancora di deliziare il palato.
Le tendenze di presentazione culinaria comprendono l'uso di piatti colorati, la disposizione ordinata dei cibi, la creazione di strutture o forme con gli ingredienti per aggiungere un tocco artistico ai piatti.
Allo stesso modo, la fotografia culinaria si è evoluta per catturare l'aspetto più invitante e appetitoso dei piatti, utilizzando angolazioni, luci e composizioni che mettono in risalto i dettagli e i colori del cibo.
I social media, come Instagram e Pinterest, hanno contribuito alla diffusione delle tendenze di presentazione e fotografia culinaria, incoraggiando chef e appassionati di cucina a creare piatti fotogenici che siano "instagrammabili".
Questa tendenza ha portato alla nascita di influencer culinari e food blogger, che condividono le proprie creazioni e consigli per scattare foto

culinarie accattivanti.

Tuttavia, è importante ricordare che l'aspetto visivo non dovrebbe mai essere il solo obiettivo nella preparazione dei pasti.

La qualità del cibo, i suoi nutrienti e il suo sapore restano fondamentali per una dieta sana ed equilibrata.

Le tendenze di presentazione e fotografia culinaria possono sicuramente ispirare e arricchire l'esperienza culinaria, ma non devono essere l'unico fattore da considerare.

È interessante esplorare le tendenze culinarie che emergono nel mondo della cucina, come la cucina fusión, i cibi superfood e le tendenze di presentazione e fotografia culinaria, ma è fondamentale mantenere un equilibrio tra l'aspetto estetico del cibo e la sua qualità nutrizionale, in modo da garantire una sana e gustosa esperienza culinaria.

Conclusione: Esplorando i Movimenti e le Mode Culinarie

In questo capitolo, abbiamo esplorato una varietà di movimenti e mode culinarie che hanno influenzato l'alimentazione e la cucina negli ultimi anni.

Dalle scelte dietetiche come il vegetarianismo e il veganismo, alle restrizioni alimentari come il senza glutine, alle pratiche come il digiuno intermittente e il low carb, abbiamo esaminato i principali aspetti, le motivazioni e le evidenze scientifiche di ciascun movimento.

Abbiamo scoperto che questi movimenti alimentari non solo rispondono a esigenze specifiche, come la salute, l'etica o le intolleranze alimentari, ma spesso riflettono anche un cambiamento più ampio nel modo in cui le persone concepiscono l'alimentazione, la sostenibilità e il benessere.

Inoltre, abbiamo esplorato le mode culinarie, che riflettono le tendenze culturali, l'evoluzione dei gusti e le influenze dei social media sulla presentazione e la fotografia culinaria.

Abbiamo scoperto che queste tendenze possono essere fonte di ispirazione e creatività nella cucina, ma è fondamentale mantenere un equilibrio e una consapevolezza dell'aspetto nutrizionale, della sostenibilità e della diversità alimentare.

È importante ricordare che l'alimentazione è un aspetto personale e che ogni individuo ha bisogni e preferenze uniche.

I movimenti e le mode culinarie possono offrire una guida o un punto di partenza per esplorare nuove opzioni alimentari, ma è essenziale adattarli alle proprie esigenze e ascoltare il proprio corpo.

Il capitolo sui movimenti e le mode culinarie ci ha permesso di ampliare la nostra comprensione dell'alimentazione, mostrandoci come le scelte alimentari e le tendenze culinarie possano influenzare il nostro benessere e la nostra esperienza gastronomica.

Mantenendo una mente aperta, una consapevolezza nutrizionale e una curiosità per l'esplorazione culinaria, possiamo creare un rapporto sano e appagante con il cibo.

Questa conclusione generale può aiutare a riassumere i temi trattati nel capitolo dei movimenti e delle mode culinarie, evidenziando l'importanza di adattare le scelte alimentari alle proprie esigenze, di mantenere un equilibrio e di essere consapevoli dell'aspetto nutrizionale, della sostenibilità e della diversità alimentare.

Inoltre, è importante sottolineare che, nonostante le diverse motivazioni e gli approcci specifici di ogni movimento alimentare e di ogni tendenza culinaria, esistono anche delle coincidenze e dei benefici che possono essere riscontrati in molti di essi.

Ad esempio, molti dei movimenti alimentari esplorati in questo capitolo, come il vegetarianismo, il veganismo, il senza glutine, il low carb e il digiuno intermittente, mettono l'accento su un'attenzione maggiore alla qualità degli alimenti, all'aumento del consumo di frutta e verdura, alla riduzione dell'assunzione di alimenti trasformati e all'adozione di uno stile di vita più consapevole.

Inoltre, molti di questi movimenti promuovono anche la riduzione dell'assunzione di zuccheri raffinati, di grassi saturi e di alimenti altamente processati, che sono spesso associati a problemi di salute come l'obesità, le malattie cardiache e il diabete di tipo 2.

Nonostante le differenze nei dettagli e nelle restrizioni specifiche di ciascun movimento, tutti condividono un comune obiettivo di promuovere una migliore alimentazione e una maggiore consapevolezza nella scelta degli alimenti che consumiamo.

Pertanto, mentre il libro si concentra sull'esplorazione dei vari movimenti e delle tendenze culinarie, l'obiettivo principale è quello di fornire una visione generale e di mettere in evidenza le similitudini e i benefici che possono emergere da questi diversi approcci alimentari. In questo modo, i lettori potranno trarre ispirazione, informazioni e strumenti utili per adattare la propria alimentazione in base alle loro esigenze e preferenze individuali.

CAPITOLO 7

RICETTARIO E CONSIGLI:

Introduzione al ricettario

Quante volte ci siamo trovati di fronte alla sfida di scegliere e preparare pasti sani, ma ci siamo ritrovati a doverci accontentare di opzioni poco salutari a causa della mancanza di tempo, di fantasia, di voglia o semplicemente per mancanza di informazione?

La frenesia della vita quotidiana può renderci difficile prenderci cura del proprio benessere attraverso l'alimentazione.

Ecco perché ho deciso di condividere con voi questo menu settimanale di ricette pratiche, salutari e gustose.

Come chef ma sopratutto come persona, comprendo le sfide che molti affrontano nella scelta di un'alimentazione equilibrata.

La mancanza di tempo, la stanchezza alla fine della giornata e l'incertezza su come preparare piatti sani possono ostacolare il nostro desiderio di nutrirci in modo adeguato.

È per questo che ho creato questo ricettario, con l'obiettivo di semplificare il processo di scelta e preparazione di pasti nutrienti.

Le ricette che troverete in questo capitolo sono pensate appositamente per fornire opzioni salutari e gustose per colazione, pranzo e cena, e persino spuntini nutrienti per soddisfare i momenti di fame tra i pasti.

Ho cercato di rendere le ricette accessibili a tutti, senza rinunciare alla varietà dei sapori e alla qualità nutrizionale, e a renderle versatili con la possibilità di personalizzarle o modificarle alle proprie esigenze e ai propri gusti.

Saranno mostrati anche i valori nutrizionali e le calorie contenuti nelle ricette e i loro eventuali benefici, in modo da avere una adeguata informazione su cosa stiamo mangiando.

Vi auguro buon lavoro e buon divertimento con la realizzazione di questi piatti, e sopratutto buon appetito.

Colazione:

L'importanza della prima colazione:

La colazione rappresenta il pasto che rompe il digiuno notturno e offre al nostro corpo il carburante necessario per affrontare la giornata.
È come avviare il motore di una macchina: senza carburante, il motore non può funzionare correttamente.
Allo stesso modo, il nostro corpo ha bisogno di nutrienti per ripristinare i livelli di energia e avviare il metabolismo.
La colazione fornisce il combustibile essenziale per il cervello.
Dopo una notte di digiuno, il nostro cervello ha bisogno di glucosio per funzionare al meglio.
I carboidrati presenti nella colazione, come quelli presenti nei cereali integrali, nella frutta e nella verdura, sono una fonte ideale di glucosio a rilascio lento, che offre energia stabile e duratura.
Questo aiuta a migliorare la concentrazione, la memoria e le funzioni cognitive, rendendoci più produttivi nelle attività quotidiane, come il lavoro o lo studio.
Inoltre, la colazione gioca un ruolo fondamentale nella gestione del peso corporeo.
Molti studi hanno dimostrato che le persone che saltano la colazione tendono ad avere una maggiore propensione a consumare snack poco salutari durante la giornata e ad avere una tendenza a mangiare porzioni più grandi ai pasti successivi.
Fare una colazione equilibrata aiuta a controllare l'appetito e a ridurre la voglia di cibi ad alto contenuto calorico.
Una colazione sana e bilanciata dovrebbe includere alimenti provenienti da diverse categorie, come carboidrati complessi, proteine, grassi sani e fibre.
I carboidrati complessi, come quelli presenti nei cereali integrali e nella frutta, forniscono energia a lunga durata, mentre le proteine, come quelle presenti nelle uova o nello yogurt greco, aiutano a sentirsi sazi e favoriscono la costruzione e il mantenimento dei muscoli.

I grassi sani, come quelli presenti negli avocado o nelle noci, forniscono energia e aiutano l'assorbimento di nutrienti essenziali.

Infine, le fibre, presenti nelle verdure, nei semi e nei cereali integrali, favoriscono la digestione e il senso di sazietà.

Non importa quale sia la tua routine mattutina o il tuo stile di vita, dedicare del tempo a una colazione sana è un investimento prezioso per la tua salute e il tuo benessere.

Preparare una colazione bilanciata non richiede necessariamente molto tempo.

Puoi optare per opzioni veloci come smoothie nutrienti, porridge di avena o uova strapazzate con verdure.

La chiave è pianificare in anticipo e fare scelte consapevoli.

Capisco che nella frenesia della vita quotidiana, trovare il tempo per una colazione equilibrata può sembrare una sfida.

Le scadenze da rispettare, le responsabilità familiari e le attività mattutine possono farci sentire sempre di corsa, spingendoci a optare per colazioni rapide o a base di liquidi come caffè, tè o spremute.

Tuttavia, è importante considerare che una colazione equilibrata fornisce al nostro corpo i nutrienti essenziali di cui ha bisogno per iniziare bene la giornata.

Mentre una tazza di caffè o un bicchiere di spremuta possono darti una spinta di energia immediata, non offrono il sostegno nutrizionale a lungo termine che una colazione completa può offrire.

Le colazioni veloci a base di liquidi tendono a essere carenti di nutrienti chiave come proteine, fibre e grassi sani.

Questi nutrienti sono fondamentali per soddisfare i bisogni energetici del corpo, promuovere la sazietà e mantenere stabili i livelli di zuccheri nel sangue.

Optare solo su bevande caffeinate o succhi può portare a picchi di energia seguiti da cali improvvisi, lasciandoti affaticato e con la fame nel giro di poche ore.

Inoltre, una colazione liquida può non fornire la stessa sensazione di sazietà e soddisfazione che un pasto solido può offrire.

Ciò può portare ad uno snacking eccessivo durante la mattinata, spingendoti a cercare opzioni meno salutari per soddisfare la fame.

Capisco che ognuno di noi ha un proprio stile di vita unico e delle circostanze che possono rendere difficile adottare abitudini di colazione ideali, per questo non intendo imporre cambiamenti radicali o giudicare le scelte individuali ma bensì vorrei condividere con voi delle soluzioni che possono essere adottate per rendere la colazione più sana, anche nelle situazioni in cui la vita frenetica non ci permette di dedicarvi molto tempo.

Durante la lettura di questo libro, avrai accesso a una vasta gamma di informazioni e suggerimenti per arricchire e potenziare le tue colazioni veloci.

Troverai ricette creative e nutrienti che ti permetteranno di iniziare la giornata con energia e vitalità.

Se sei un amante del caffè, potrai scoprire come preparare un caffè freddo con sciroppo d'acero, che oltre a donare dolcezza, fornisce energia grazie al suo contenuto di zuccheri naturali.

Il tè verde, invece, è una bevanda ricca di antiossidanti che può offrire una spinta di energia senza gli effetti negativi legati al consumo eccessivo di caffeina.

Le spremute d'arancia naturali sono una fonte preziosa di vitamina C e idratazione per iniziare la giornata con una carica di freschezza.

Gli smoothie e i centrifugati di frutta e verdura sono opzioni versatili e nutrienti per una colazione veloce.

Potrai imparare a combinare diversi ingredienti per ottenere bevande ricche di vitamine, minerali e fibre che ti daranno l'energia di cui hai bisogno. Inoltre, scoprirai come creare snack e barrette energetiche fatte in casa, che ti forniranno una sana dose di carboidrati, proteine e grassi sani per affrontare la mattinata in modo soddisfacente.

Non solo, nel libro troverai anche informazioni su superfood e preparati che possono dare un ulteriore boost di energia alla tua colazione. Questi ingredienti speciali sono ricchi di nutrienti essenziali e proprietà benefiche per il corpo. Potrai scoprire come utilizzarli nel modo migliore per ottenere il massimo beneficio dalla tua colazione.

Ricorda che ogni ricetta e suggerimento è stato selezionato con attenzione per garantire un equilibrio tra gusto, praticità e valore nutrizionale. Potrai personalizzare le ricette in base ai tuoi gusti e alle tue preferenze. Che tu voglia preparare una colazione veloce e gustosa da consumare in ufficio o da portare con te in viaggio, il libro sarà una guida preziosa per aiutarti a trovare opzioni nutrienti e convenienti.

Quindi, preparati ad arricchire e potenziare le tue colazioni veloci! Il libro ti offrirà una vasta gamma di idee e suggerimenti che ti permetteranno di iniziare la giornata con energia e vitalità, fornendoti le basi per una colazione sana e gustosa."

panna di cocco con frutta fresca

Ingredienti:

- 1 lattina di latte di cocco (assicurati che sia privo di additivi contenenti glutine, lattosio o adensanti come   amido di mais)
- Frutta fresca a piacere (fragole, banane, mirtilli, kiwi, ecc.)
- Miele o sciroppo d'acero per dolcificare (opzionale)
- Granola senza glutine o cacao in polvere (opzionale)

Istruzioni:

- Metti la lattina di latte di cocco in frigorifero durante la notte o per almeno 4-6 ore. Questo permetterà alla crema di separarsi dal liquido.

- Prendi la lattina di latte di cocco dal frigorifero e aprila. Noterai che il grasso di cocco si è separato dal liquido. Rimuovi con cautela solo il grasso di cocco solido e mettilo in una ciotola.

- Con una frusta o un mixer elettrico, monta il grasso di cocco fino a ottenere una consistenza cremosa e soffice simile alla panna montata.

- Assaggia e, se lo desideri, dolcifica con un po' di miele o sciroppo d'acero.

- Taglia la frutta fresca a pezzetti o a fette, a seconda delle tue preferenze.

- Prendi una ciotola o un bicchiere e versa la panna di cocco montata. Aggiungi la frutta fresca sopra la panna di cocco.

- Se preferisci, puoi aggiungere anche un po' di granola senza glutine per dare una consistenza croccante, o una spolverata di cacao per dare ulteriore contrasto di sapore alla tua colazione.

La tua colazione senza glutine e senza lattosio è pronta! Goditi questa deliziosa e sana alternativa per iniziare la giornata.
Ricorda che puoi personalizzare questa ricetta con la frutta che preferisci e aggiungere altri ingredienti come semi di chia, uva passa, canditi narurali e frutta secca per renderla ancora più nutriente.

Stima approssimativa dei valori nutritivi per la ricetta della panna di cocco con frutta fresca, basata sugli ingredienti menzionati:
- Latte di cocco (1 lattina da 400 ml):
- Calorie: 700/800
- Grassi: 60/70 g
- Carboidrati:10/16 g
- Proteine: 6/8 g

Frutta fresca:
Le calorie e i valori nutritivi dipenderanno dal tipo e dalla quantità di frutta utilizzata. Ecco una stima approssimativa per 100 grammi di fragole:
- Calorie: 30/35
- Carboidrati: 7/8 g
- Fibre: 1 g

Granola senza glutine (quantità variabile a seconda delle preferenze):
- Calorie: 150/200 (per 60/65 grammi di granola)
- Grassi: 5/7 g
- Carboidrati: 20/25 g
- Proteine: 3/5 g

Ricorda che queste stime sono approssimative e possono variare in base alle scelte specifiche degli ingredienti e alle quantità utilizzate.

Bowl di frutta e cereali con yogurt:

Ingredienti:

- 1 tazza di yogurt senza lattosio o alternativa vegetale senza lattosio (come yogurt di cocco o mandorla)
- 1/2 tazza di cereali senza glutine (come fiocchi di riso, quinoa soffiata o granola senza glutine)
- 1 tazza di frutta fresca a pezzetti (fragole, mirtilli, banane, pesche, melograno, ecc.)
- 1 cucchiaio di semi di chia o semi di lino (opzionale)
- 1 cucchiaio di miele o sciroppo d'acero per dolcificare (opzionale)
- Frutta secca a piacere (noci, mandorle, semi di girasole, ecc.) per guarnire (opzionale)

Istruzioni:

- Prepara tutti gli ingredienti e assicurati di avere una tazza o una ciotola capiente.

- Versa lo yogurt senza lattosio nella ciotola.

- Aggiungi i cereali senza glutine sopra lo yogurt.

- Aggiungi la frutta fresca a pezzetti sopra i cereali. Puoi mescolare diversi tipi di frutta o scegliere la tua preferita.

- Se desideri un ulteriore apporto di nutrienti, spargi i semi di chia o semi di lino sopra la frutta.

- Se desideri dolcificare la bowl, puoi aggiungere un cucchiaio di miele o sciroppo d'acero.

- Opzionalmente, puoi aggiungere anche frutta secca come noci o mandorle per guarnire la bowl.

- Mescola delicatamente tutti gli ingredienti nella ciotola.

La tua colazione sana a base di frutta e cereali è pronta da gustare.

Questa colazione offre una combinazione di proteine, fibre, vitamine e minerali provenienti dallo yogurt, dai cereali, dalla frutta e, se utilizzati, dai semi e dalla frutta secca. È facile da preparare e puoi personalizzarla a tuo piacimento utilizzando la frutta e i cereali preferiti.

Ecco una stima approssimativa dei valori nutritivi per la colazione a base di yogurt, cereali senza glutine e frutta fresca, basata sugli ingredienti menzionati:

Yogurt senza lattosio (1 tazza):
- Calorie: 150/200
- Grassi: 5/10 g
- Carboidrati: 10/20 g
- Proteine: 10/15 g

Cereali senza glutine (1/2 tazza):
- Calorie: 100/150
- Grassi: 1/3 g
- Carboidrati: 20/30 g
- Proteine: 2/5 g

Frutta fresca (1 tazza):
Le calorie e i valori nutritivi dipenderanno dal tipo e dalla quantità di frutta utilizzata. Ad esempio, 1 tazza di fragole (150g) contiene circa:
- Calorie: 45/50
- Carboidrati: 10/12 g
- Fibre: 3/4 g
- Vitamina C: 30/50 mg

Semi di chia o semi di lino (1 cucchiaio):
- Calorie: 50/70
- Grassi: 3/5 g
- Carboidrati: 3/5 g
- Proteine: 2/3 g
- Fibre: 3/5 g

Miele o sciroppo d'acero (1 cucchiaio):

- Calorie: 60 (per il miele) o 50/60 (per lo sciroppo d'acero)

Frutta secca (quantità variabile a seconda delle preferenze):
Le calorie e i valori nutritivi della frutta secca dipenderanno dal tipo e
dalla quantità utilizzata. Ad esempio, 30 g di mandorle contiene circa:
- Calorie: <u>160</u>
- Grassi: <u>14</u> g
- Carboidrati: <u>6</u> g
- Proteine: <u>6</u> g
- Fibre: <u>3,5</u> g

Ricorda che queste sono stime approssimative basate sugli ingredienti
comuni utilizzati nella colazione descritta. I valori possono variare a
seconda dei marchi e delle varietà specifiche degli ingredienti che scegli di
utilizzare.

Pancakes al cioccolato e banane.

Ingredienti:

- 1 tazza di farina senza glutine (puoi utilizzare farina di riso, farina di mandorle o una miscela di farine senza glutine)
- 2 cucchiai di cacao in polvere non zuccherato
- 2 cucchiaini di lievito in polvere
- ¼ cucchiaino di sale
- 2 uova
- 1 tazza di latte di cocco senza zucchero (o un altro latte vegetale senza glutine)
- 2 cucchiai di olio di cocco fuso
- 2 cucchiai di sciroppo d'acero o dolcificante a piacere
- 1 cucchiaino di estratto di vaniglia
- 1 banana matura, schiacciata
- Pezzi di cioccolato fondente (senza lattosio, se necessario) per guarnire

Istruzioni:

- In una ciotola grande, unisci la farina senza glutine, il cacao in polvere, il lievito in polvere e il sale, mescola bene per combinare gli ingredienti secchi.

- In un'altra ciotola, sbatti le uova e aggiungi il latte di cocco, l'olio di cocco fuso, lo sciroppo d'acero, l'estratto di vaniglia e la banana schiacciata. Mescola fino a ottenere un composto omogeneo.

- Versa il composto liquido nella ciotola degli ingredienti secchi e mescola delicatamente fino a che gli ingredienti si siano appena amalgamati. Lascia qualche grumo per garantire pancake soffici.

- Scalda una padella antiaderente a fuoco medio-basso e spennella con olio di cocco.
Versa un po' di impasto nella padella per formare i pancake. Aggiungi alcuni pezzi di cioccolato fondente sulla superficie di ciascun pancake.

Cuoci i pancake per circa 2 o 3 minuti su ogni lato, o finché non sono
dorati e cotti al centro.
- Ripeti il processo con l'impasto rimanente fino a quando non hai cotto
tutti i pancake.
Servi i pancake al cioccolato e banane caldi, guarniti con frutta fresca, una
spolverata di cacao in polvere e un filo di sciroppo d'acero, se desiderato.

Questi pancakes al cioccolato e banane sono una colazione golosa ma sana.
Il cioccolato fondente aggiunge una nota di dolcezza e un sapore intenso,
mentre l'olio di cocco dona un tocco di ricchezza.
Le banane apportano dolcezza naturale e morbidezza ai pancake.
Puoi personalizzare la ricetta aggiungendo altri ingredienti come noci
tritate o scaglie di cocco per un tocco croccante.
Ricorda di adattare le dimensioni dei pancake in base all'età dei bambini e
alle preferenze personali.

Ecco una stima approssimativa dei valori nutritivi per i pancakes al
cioccolato e banane, basata sugli ingredienti menzionati:

Farina senza glutine (1 tazza):
- Calorie: 400/450
- Carboidrati: 90/100 g
- Proteine: 8/10 g
- Fibre: 4/6 g
- Grassi: 2/4 g

Cacao in polvere non zuccherato (2 cucchiai):
- Calorie: 20/30
- Carboidrati: 4/6 g
- Proteine: 2/3 g
- Fibre: 2/3 g
- Grassi: 1/2 g

Uova (2 medie):
- Calorie: 140/150
- Grassi: 9/10 g
- Proteine: 12/13 g

Latte di cocco senza zucchero (1 tazza):

- Calorie: 45/60
- Carboidrati: 3/6 g
- Grassi: 4/5 g
- Proteine: 0,2/1 g

Olio di cocco fuso (2 cucchiai):
- Calorie: 240/260
- Grassi: 28/30 g
- Carboidrati: 0,5/2 g
- Proteine: 0/1 g

Sciroppo d'acero (2 cucchiai):
- Calorie: 100/120
- Carboidrati: 26/30 g
- Zuccheri: 20/25 g

Banana matura (1 media):
- Calorie: 90/120
- Carboidrati: 22/28 g
- Fibre: 2/5 g
- Zuccheri: 14/20 g
- Vitamina C: 8/10 mg
- Potassio: 400/450 mg

Le stime dei valori nutritivi possono variare a seconda delle dimensioni esatte degli ingredienti utilizzati e delle differenze nella composizione dei nutrienti dei prodotti specifici.

Pudding di chia e frutti di bosco.

una colazione che puoi preparare in anticipo e gustare il giorno successivo:

Ingredienti:

- 1/4 di tazza di semi di chia
- 1 tazza di latte di mandorle o di cocco senza zucchero (o un altro latte vegetale)
- 1 cucchiaio di sciroppo d'acero o dolcificante a piacere
- 1/2 cucchiaino di estratto di vaniglia
- 1 tazza di frutti di bosco misti (fragole, mirtilli, lamponi, more)
- Noci o mandorle tritate per guarnire (opzionale)

Istruzioni:

- In una ciotola, unisci i semi di chia, il latte di mandorle o di cocco, lo sciroppo d'acero e l'estratto di vaniglia. Mescola bene per combinare tutti gli ingredienti.

- Copri la ciotola e mettila in frigorifero per almeno 4 ore o durante la notte, permettendo ai semi di chia di assorbire il liquido e formare una consistenza gelatinosa.

- Una volta che il pudding di chia si è addensato, mescolalo nuovamente per assicurarti che non ci siano grumi.

- Prendi delle ciotole o dei barattoli di vetro e versa il pudding di chia all'interno, dividendo equamente.

- Aggiungi i frutti di bosco misti sopra il pudding di chia e copri le ciotole o i barattoli di vetro con pellicola trasparente e riponili in frigorifero fino al mattino successivo.

- Prima di servire, puoi guarnire il pudding di chia con noci o mandorle tritate per aggiungere un tocco croccante, goditi il pudding di chia e frutti di bosco freddo.

Questa colazione è ricca di fibre, acidi grassi omega-3 e antiossidanti provenienti dai semi di chia e dai frutti di bosco. Puoi personalizzare la ricetta utilizzando diversi tipi di latte vegetale, dolcificanti e frutti di bosco a tuo piacere. Puoi preparare più porzioni contemporaneamente e conservarle in frigorifero per avere una colazione sana e pronta da consumare durante la settimana. Incluso puoi usare questa ricetta per elaborare spuntini e snack da gustare durante la giornata.

Ecco una stima approssimativa dei valori nutritivi per il pudding di chia e frutti di bosco, basata sugli ingredienti menzionati:

Semi di chia (1/4 di tazza):
- Calorie: 140/180
- Grassi: 7/9 g
- Carboidrati: 12/14 g
- Proteine: 4/6 g
- Fibre: 10/12 g

Latte di mandorle o di cocco senza zucchero (1 tazza):
- Calorie: 30/60
- Grassi: 2/5 g
- Carboidrati: 1,5/4 g
- Proteine: 1/2 g

Sciroppo d'acero (1 cucchiaio):
- Calorie: 50/60
- Carboidrati: 13/15 g
- Zuccheri: 11/13 g

Frutti di bosco misti (1 tazza 140g circa):
- Calorie: 50/80
- Carboidrati: 10/15 g
- Fibre: 2/5 g
- Vitamina C: 15/30 mg (questa quantità rappresenta circa il 25/50% dell'assunzione giornaliera raccomandata per un adulto)

Le noci sono ricche di grassi sani, proteine e fibre. Contengono anche una varietà di vitamine e minerali, come la vitamina E, folati, magnesio, potassio e zinco.

<u>Uova alla coque con avocado e spinaci:</u>

Ingredienti:

- 2 uova
- 1 avocado maturo
- Una manciata di spinaci freschi
- Sale e pepe q.b.
- Succo di limone (opzionale)

Istruzioni:

-Riempire una pentola con acqua fredda e posizionare le uova all'interno, portare l'acqua a ebollizione e cuocere le uova per circa 4/5 minuti per ottenere uova alla coque.

-Nel frattempo, lavare gli spinaci freschi e tagliare l'avocado a metà, rimuovendo il nocciolo e sbucciando la polpa, taglialo a fette o a cubetti, a seconda delle tue preferenze.

- Scolare le uova e raffreddarle sotto acqua fredda per fermarne la cottura, togliere delicatamente il guscio e metterle da parte.

- Disporre gli spinaci freschi sul piatto e condire con un po' di sale e pepe, aggiungere le fette o i cubetti di avocado sui spinaci. Sistemare le uova alla coque sopra gli spinaci e l'avocado. Aggiungere un po' di succo di limone o aceto balsamico naturale (se desiderato) per aggiungere un tocco di freschezza. Condire ulteriormente con sale e pepe a piacere.

-Servire e gustare questa semplice è deliziosa colazione low carb!

Questa ricetta è ricca di proteine, fibre e grassi sani, fornendo una colazione equilibrata e a basso contenuto di carboidrati per iniziare la giornata. Puoi anche abbinare questa colazione con una tazza di tè verde o caffè senza zucchero per completare il pasto. Ricorda che puoi personalizzare a tuo piacere questa ricetta con gli ingredienti che preferisci come rucola, radicchio, broccoli o l'aggiunta di frutta come pera, mela o una spremuta di arance naturale.

Ecco una stima approssimativa dei valori nutrizionali per la ricetta delle uova alla coque con avocado e spinaci:

- Calorie: circa 350/400 kcal
- Proteine: circa 15/20 g
- Grassi: circa 25/30 g
- Carboidrati: circa 10/15 g (di cui circa 7/10 g di fibre)

Tieni presente che questi valori possono variare leggermente in base alle dimensioni degli ingredienti utilizzati.

Tofu scramble con verdure:

Ingredienti: 2 porzioni

- 200 g di tofu
- 1 cucchiaio di olio d'oliva
- ½ cipolla tritata
- 1 peperone tritato
- 1 zucchina tritata
- 1 carota tritata
- 2 spicchi d'aglio tritati
- ½ cucchiaino di curcuma in polvere
- ½ cucchiaino di cumino in polvere
- Sale e pepe q. b.
- Prezzemolo o origano fresco tritato per guarnire (opzionale)

Istruzioni:

- Scolare il tofu e schiacciarlo leggermente con una forchetta per ottenere una consistenza simile a quella delle uova strapazzate.

- In una padella antiaderente, scaldare l'olio d'oliva a fuoco medio.

- Aggiungere la cipolla tritata e l'aglio e cuocere per alcuni minuti fino a quando diventano morbidi e traslucidi.

- Aggiungere il peperone, la zucchina e la carota tritati e cuocere per altri 5/7 minuti, mescolando di tanto in tanto, finché le verdure diventano tenere.

- Aggiungere il tofu schiacciato nella padella e mescolare bene con le verdure.

- Aggiungere la curcuma, il cumino, il sale e il pepe. Mescolare nuovamente per distribuire uniformemente le spezie e continuare a cuocere per altri 5/7 minuti, finché il tofu non si riscalda e si insaporisca.

- Spruzzare con prezzemolo o origano fresco tritato per guarnire (se desiderato). servire caldo come colazione sana e bilanciata.

Questa ricetta offre un'alternativa vegetale e vegana alle uova strapazzate tradizionali, utilizzando il tofu come sostituto proteico. Le verdure aggiunte forniscono fibra, vitamine e minerali. Fai conto delle tue esigenze e gusti per personalizzare la ricetta con verdure di tuo piacimento Puoi accompagnare questa colazione con una fetta di pane integrale tostato o senza glutine o arricchire la ricetta con una porzione di frutta fresca per completare il pasto.

Ecco una stima approssimativa dei nutrienti per la ricetta del tofu scramble con verdure, considerando una porzione (300/350 g):

- Calorie: circa <u>250/300</u> kcal
- Proteine: circa <u>15/20</u> g
- Grassi: circa <u>15/20</u> g
- Carboidrati: circa <u>10/15</u> g (di cui circa <u>5/8</u> g di fibre)

Tieni presente che questi valori possono variare leggermente in base alle dimensioni degli ingredienti utilizzati e ai metodi e tempi di cottura specifici, le verdure possono cambiare il loro valore vitaminico e minerale in base al grado di cottura, diminuendo i contenuti nutritivi gradualmente, aumentando i tempi e le temperature.

- Caffè senza zucchero, caffè freddo con sciroppo d'acero, caffè d'orzo o avena, tè verde o tè macha, infuso di ginseng con miele e limone, spremuta di arance naturale.

- Smoothie proteico:
Prepara un smoothie veloce utilizzando una base di latte vegetale, aggiungi una fonte di proteine come proteine in polvere di origine vegetale, frutta fresca o surgelata come banane o frutti di bosco, e aggiungi una manciata di verdure a foglia verde come spinaci o cavolo riccio.
Mescola tutto insieme fino ad ottenere una consistenza cremosa e bevi il tuo smoothie. Puoi anche aggiungere semi di chia o lino per aumentare il contenuto di fibre e omega-3.

- Porridge d'avena freddo:
Prepara il porridge d'avena la sera prima. Mescola 1/2 tazza di fiocchi d'avena con il tuo latte vegetale preferito e lascia riposare in frigorifero durante la notte. Al mattino, puoi consumare il porridge freddo così com'è o aggiungere frutta fresca o frutta secca per arricchire il sapore e la consistenza.

-Tostata con avocado:
Anche se non ami o non hai l'abitudine di mangiare al mattino, considera l'opzione di provare a iniziare con piccoli passi come una semplice tostata di pane.
Tosta una fetta di pane integrale e spalma una metà di avocado maturo sopra di essa. Aggiungi un pizzico di sale e pepe.

- Frutta fresca e frutta secca:
Prepara una selezione di frutta fresca, come fette di arancia, mirtilli o kiwi. Accompagna la frutta con una piccola porzione di frutta secca, come mandorle o noci.

- Barrette energetiche fatte in casa:
Prepara delle barrette energetiche fatte in casa mescolando ingredienti come datteri, frutta secca, semi e cereali integrali. Le barrette possono essere preparate in anticipo e conservate per una colazione veloce da portare con te. (in questo capitolo vi fornirò le istruzioni su come

realizzare barrette energetiche fatte in casa, sane e nutrienti ma sopratutto 100% naturali.)

- Acqua:
Ricorda di bere anche una buona quantità di acqua durante la mattinata per mantenerti idratato. Assicurati di adattare le porzioni e gli ingredienti in base alle tue preferenze e alle tue esigenze nutrizionali individuali.

Pranzo:

Passiamo ora al pranzo, un momento cruciale per alimentare il corpo nel corso della giornata. Il pranzo fornisce l'energia necessaria per mantenere la concentrazione e sostenere le attività pomeridiane.

Un pranzo equilibrato non solo aiuta a mantenere stabili i livelli di zuccheri nel sangue, ma fornisce anche i nutrienti essenziali per una salute ottimale.

Nel corso della giornata, il pranzo può assumere diverse forme e orari a seconda delle nostre circostanze individuali.

Capisco che ognuno di noi ha impegni diversi e limitazioni di tempo che possono influire sul modo in cui affrontiamo il pranzo.

Nel mio libro, voglio fornirti suggerimenti e opzioni che si adattino alle diverse situazioni, in modo che tu possa fare scelte alimentari sane, indipendentemente dal tempo a disposizione.

Per coloro che hanno la possibilità di dedicare tempo a tavola per il pranzo, è importante sottolineare l'importanza di godersi un pasto equilibrato e consapevole.

Questo può significare preparare piatti da zero, utilizzando ingredienti freschi e nutrienti.

Puoi trovare nel libro ricette che ti guideranno nella preparazione di pasti completi e salutari, che ti permetteranno di assaporare i sapori e i benefici di un pranzo bilanciato.

Tuttavia, sono consapevole che molti di voi possono essere costretti a pranzare in pausa dal lavoro o in situazioni in cui il tempo è limitato. In questi casi, è importante fare delle scelte intelligenti che consentano di consumare un pasto salutare anche quando si è di fretta.

Una soluzione può essere quella di pianificare in anticipo e preparare il pranzo da portare con sé.

Questo ti permetterà di avere un pasto sano e bilanciato a portata di mano, evitando di dover fare scelte meno salutari. Puoi preparare pasti in anticipo e conservarli in contenitori ermetici, in modo da poterli portare con te ovunque tu vada.

Assicurati di includere una varietà di alimenti nutrienti, come proteine magre, carboidrati complessi e verdure, per ottenere un pasto completo e soddisfacente.

Se non hai la possibilità di portare il pranzo da casa, puoi cercare opzioni salutari nei ristoranti o nei locali vicini al tuo luogo di lavoro.

Molte strutture offrono ormai menu con opzioni più leggere e nutrienti.
Cerca di scegliere piatti a base di proteine magre, cereali integrali e verdure, evitando alimenti fritti o ricchi di grassi saturi.
Spero che le ricette e i suggerimenti presenti possano fornire un'ampia gamma di opzioni per soddisfare le diverse esigenze e preferenze di ogni lettore.
Mi rendo conto che ognuno di noi ha gusti, restrizioni dietetiche e preferenze alimentari uniche, ed è per questo che ho cercato di includere una varietà di ricette e idee nel libro.
Tuttavia, è importante ricordare che le ricette non devono essere per forza seguite alla lettera.
Puoi e dovresti adattarle secondo le tue esigenze e preferenze personali.
Sentiti libero di sostituire gli ingredienti con quelli che ti piacciono di più o che sono più accessibili nella tua zona.
Puoi personalizzare le ricette in base alle tue restrizioni alimentari, come l'intolleranza al glutine o alle allergie specifiche.
Inoltre, incoraggio sempre i lettori a sperimentare e ad aggiungere il proprio tocco personale alle ricette.
Potresti scoprire nuove combinazioni di sapori che ti piacciono di più o adattare le ricette in base alle tue preferenze culinarie.
Ricorda che l'obiettivo principale è quello di creare pasti sani e gustosi che ti soddisfino.
Quindi se vuoi, utilizza le ricette come punto di partenza e fai in modo che funzionino per te.
Sii creativo e divertiti mentre esplori nuovi modi per rendere i pasti ancora più personalizzati e gratificanti.
Ricorda che l'alimentazione sana non deve essere noiosa o restrittiva, ma deve essere un'esperienza appagante e soddisfacente.
Iniziamo;

Pollo al limone con patate e carote

Ingredienti: 2 porzioni

- 4 petti di pollo senza pelle e senza ossa
- Succo di 2 limoni
- ½ buccia grattugiata di limone
- 3 cucchiai di olio d'oliva
- **2** spicchi d'aglio tritati
- Zucchero di canna ½ cucchiaino da caffe
- Sale e pepe nero macinato fresco, q.b.
- 4 patate medie, tagliate a cubetti
- 4 carote medie, tagliate a rondelle sottili
- Origano fresco tritato per guarnire (opzionale)

Istruzioni:

- In una ciotola grande, mescola insieme il succo di limone, l'olio d'oliva, l'aglio tritato, il sale, pepe e lo zucchero di canna, Questa marinata sarà utilizzata per condire il pollo.

- Aggiungi i petti di pollo alla marinata e lasciali marinare per almeno 30 minuti, in modo che si insaporiscano bene.

- Nel frattempo, preriscalda il forno a 200°C.

- Disponi le patate e le carote su una teglia da forno leggermente oliata. Condisci con un po' di sale e pepe e mescola bene per distribuire uniformemente le spezie.

-Metti i petti di pollo marinati sulla teglia, sopra le patate e le carote. Cospargi la buccia grattugiata di limone facendo attenzione di grattugiare solo la parte gialla del limone non la fibra bianca che risulta amara. Aggiungi nella teglia la marinata avanzata dove c'era il pollo.

- Inforna la teglia nel forno preriscaldato e cuoci per circa 30/35 minuti, o fino a quando il pollo è cotto e le patate sono morbide e leggermente dorate.

- Sforna la teglia dal forno e lascia riposare per qualche minuto. Spolvera con l'origano tritato fresco per guarnire, se desideri usa altre spezie come il prezzemolo, il timo o l'erba cipollina.

- Servi il pollo con le patate e le carote come accompagnamento. Puoi aggiungere una fresca insalata verde, rucola o verdure a foglia per completare il pasto.

Questa ricetta di pollo al limone con patate e carote è senza glutine, lattosio e ricca di sapore. Ti fornirà una combinazione equilibrata di proteine, carboidrati e vitamine.
Ecco una stima approssimativa dei nutrienti contenuti nella ricetta del pollo al limone con patate e carote:
Valori nutrizionali per una porzione (senza includere l'insalata o altre aggiunte):

- Calorie: circa 400/450 kcal
- Proteine: circa 30/35 g
- Grassi: circa 10/15 g
- Carboidrati: circa 40/45 g
- Fibre: circa 5/7 g

Queste stime possono variare in base alle dimensioni e al peso effettivo degli ingredienti utilizzati, nonché a eventuali modifiche apportate alla ricetta.

<u>**insalata di quinoa con verdure croccanti**</u>

Ingredienti: 2 porzioni

- 1 tazza di quinoa
- 2 tazze di acqua
- 1 carota grande, tagliata a fettine sottili
- 1 peperone rosso, tagliato a strisce sottili
- 1 zucchina, tagliata a cubetti
- 1 cetriolo, tagliato a cubetti
- 1 cipolla rossa, affettata sottilmente
- 1 tazza di piselli freschi o surgelati
- Succo di 1 limone
- 3 cucchiai di olio d'oliva
- Sale q.b.
- Pepe nero q.b.
- Prezzemolo fresco, tritato (opzionale)

Istruzioni:

- Prepara la quinoa:
Risciacqua bene la quinoa sotto acqua fredda per rimuovere l'amido. In una pentola, porta l'acqua a ebollizione e aggiungi la quinoa. Copri e riduci il fuoco a medio-basso. Cuoci per circa 15/20 minuti o fino a quando la quinoa assorbe completamente l'acqua e diventa tenera. Scolala e lasciala raffreddare.

- Prepara le verdure croccanti:
In una padella, riscalda un cucchiaio di olio d'oliva a fuoco medio-alto. Aggiungi le fettine di carota e cuoci per circa 2/3 minuti, fino a quando diventano leggermente tenere ma ancora croccanti. Trasferiscile su un piatto e ripeti lo stesso processo con le strisce di peperone rosso, i cubetti di zucchina e di cetriolo. Una volta cotte tutte le verdure, lasciale raffreddare.

- Prepara la limonette:
In una piccola ciotola, mescola insieme il succo di limone, due cucchiai di olio d'oliva, sale e pepe nero. Aggiusta il condimento secondo il tuo gusto personale. Puoi usare l'aceto balsamico (vinaigrette) al posto del limone

se preferisci.

- Assembla l'insalata: In una ciotola grande, unisci la quinoa raffreddata, le verdure croccanti (carote, peperoni, zucchine, cetrioli), la cipolla rossa e i piselli. Versa la limonette o vinaigrette preparata sopra l'insalata e mescola bene per distribuire il condimento in modo uniforme.

- Guarnisci e servi:
Se desideri, cospargi l'insalata con prezzemolo fresco tritato per un tocco di freschezza. Servi l'insalata di quinoa con verdure croccanti come piatto principale o come contorno. Puoi anche aggiungere fette di avocado o semi di girasole tostati per arricchire ulteriormente il piatto.

Questa insalata di quinoa con verdure croccanti è nutriente, colorata e piena di sapore.
Ecco una stima approssimativa dei valori nutrizionali per porzione, considerando le porzioni e gli ingredienti indicati nella ricetta:

- Calorie: circa 340/400 calorie (dimensioni delle porzioni possono variare)
- Proteine: circa 10/15 g
- Grassi: circa 10/15 g
- Carboidrati: circa 50/60 g
- Fibre: circa 8/10 g
inoltre contiene:
- Sodio: può variare a seconda della quantità di sale utilizzata
- Vitamina A: alta, grazie alla presenza di carote e peperoni rossi
- Vitamina C: alta, grazie al limone, peperoni rossi e zucchine
- Vitamina K: moderata, grazie alla quinoa e prezzemolo fresco
- Potassio: moderato, grazie alle verdure e alla quinoa
- Calcio: moderato, grazie alla quinoa e alle verdure
- Ferro: moderato, grazie alla quinoa e alle verdure

Si prega di notare che questi valori sono approssimativi e possono variare in base alle dimensioni delle porzioni, alle marche di ingredienti utilizzate e a eventuali personalizzazioni nella ricetta.

Manzo alla orientale

Questo piatto si compone di strisce di manzo con broccoli e mandorle che si cucina con il wok e utilizza la salsa di soia e il ginseng, un idea nuova e fresca da includere nei tuoi pranzi. Non preoccuparti se non possiedi una wok, puoi benissimo usare una normale padella antiaderente.

Ingredienti: 2 porzioni

- 350/400 g di manzo a strisce sottili
- 2 cucchiai di olio di semi di arachide o olio di cocco, o olio di oliva
- 2 spicchi d'aglio tritati
- 1 cipolla tagliata a fette sottili
- 1 broccolo grande, separato in cimette
- 50 g di mandorle sgusciate
- 2 cucchiai di salsa di soia
- 1 cucchiaino di ginseng in polvere
- Pepe nero macinato q.b.

Istruzioni:

- Prima di tutto prepara tutti gli ingredienti:
Taglia la carne di manzo a strisce sottili, trita l'aglio, affetta la cipolla, separa il broccolo in cimette e teni pronte le mandorle sgusciate.

-Riscalda il wok o la padella a fuoco alto e aggiungi l'olio di semi di arachide. Una volta che l'olio è caldo, aggiungi l'aglio tritato e la cipolla affettata. Fai saltare l'aglio e la cipolla per circa un minuto, fino a quando diventano morbidi e leggermente dorati.

- Aggiungi le strisce di manzo al wok e cuocile a fuoco alto per circa 2/3 minuti, mescolando continuamente, fino a quando il manzo è cotto e si è dorato leggermente.

-Togli il manzo dal wok e tienilo da parte.

-Nello stesso wok, aggiungi le cimette di broccolo e le mandorle. Cuoci a fuoco medio-alto per circa 3/4 minuti, mescolando di tanto in tanto, fino a quando il broccolo è cotto ma ancora croccante e le mandorle sono leggermente tostate.

-Riaggiungi il manzo al wok insieme alle verdure e mescola bene.

-In una ciotola, mescola la salsa di soia e il ginseng in polvere e mescola bene. Versa questa salsa sulle strisce di manzo e verdure nel wok. Continua a mescolare per circa un minuto, fino a quando tutto è ben ricoperto dalla salsa.

- Aggiungi pepe nero macinato fresco a piacere, se è il caso di usare un pizzico di sale ma facendo attenzione e assaggiare prima visto l'alto contenuto di sale nella salsa di soia.

-Trasferisci le strisce di manzo con broccoli e mandorle su un piatto da portata e servile calde.

Queste strisce di manzo con broccoli e mandorle sono un piatto gustoso e nutriente.
Ecco una stima approssimativa per porzione dei nutrienti per questa ricetta:

- Calorie: circa 400/500 calorie
- Proteine: circa 30/40 g
- Grassi: circa 20/25 g
- Carboidrati: circa 15/20 g
- Fibre: circa 5/8 g

tacos vegan

Questa deliziosa ricetta contiene tofu, avocado e tortilla di mais:

Ingredienti: due porzioni

- 250/300 g di tofu compatto, tagliato a cubetti
- 2 cucchiai di olio d'oliva
- 1 cucchiaino di paprika
- 1/2 cucchiaino di cumino in polvere
- 1/2 cucchiaino di aglio in polvere
- Sale e pepe q.b.
- 8 tortillas di mais
- 1 avocado maturo, affettato
- Salsa di pomodoro fresco o pico de gallo (opzionale)
- Foglie di coriandolo fresco per guarnire

Istruzioni:

- Preriscalda il forno a 200°C.

- In una ciotola, mescola l'olio d'oliva, la paprika affumicata, il cumino, l'aglio in polvere, sale e pepe. Aggiungi i cubetti di tofu e mescola bene per ricoprirli con la marinata.

- Distribuisci il tofu marinato su una teglia da forno foderata con carta da forno e cuocilo nel forno per circa 20/25 minuti, girando a metà cottura, fino a quando il tofu è dorato e croccante.

-Nel frattempo, scalda le tortillas di mais in una padella antiaderente o direttamente sulla fiamma del fornello fino a quando sono calde e flessibili.

-Prepara gli ingredienti per farcire i tacos. Affetta l'avocado maturo e prepara la salsa di pomodoro fresco o pico de gallo, se desideri.

-Una volta che il tofu è pronto, assembla i tacos.
Prendi una tortilla di mais e riempila con i cubetti di tofu croccanti, fette di avocado e salsa di pomodoro fresco o pico de gallo.

Aggiungi foglie di coriandolo fresco per guarnire.

-Ripeti il processo per le rimanenti tortillas di mais e ingredienti di farcitura.

I tacos vegani con tofu, avocado e tortilla di mais sono un piatto gustoso e versatile. Puoi personalizzarlo ulteriormente aggiungendo altri ingredienti come verdure fresche tagliate a cubetti, cipolle caramellate o una salsa piccante a tua scelta. Sono perfetti per un pasto veloce e saporito.
Ecco una stima approssimativa dei valori nutrizionali per una porzione (considerando 3/4 tacos):

- Calorie: circa 400/450 calorie
- Proteine: circa 12/14 g
- Grassi: circa 17/ 20 g (principalmente grassi monoinsaturi sani dall'avocado e l'olio d'oliva)
- Carboidrati: circa 35/40 g
- Fibre: circa 10/12 grammi

Tieni presente che questi valori sono approssimativi e possono variare in base alle dimensioni esatte delle porzioni e agli ingredienti specifici utilizzati nella tua preparazione.
Se aggiungi altre salse o condimenti, come una salsa piccante o guacamole extra, i valori nutrizionali potrebbero variare.

<u>Spaghetti alla amalfitana</u>

Non poteva di certo mancare nelle nostre tavole un piatto di pasta!
Eccoti una ricetta classica,semplice, gustosa e salutare che unisce gli
spaghetti integrali con una salsa di tonno, olive nere, capperi, pomodori
secchi, olio extravergine d'oliva e pomodorini freschi.
Puoi sostituire gli spaghetti integrali con altri formati di pasta o scegliere
della pasta senza glutine se sei celiaco o soffri di intolleranza al glutine.
Invece per le persone che seguono una dieta vegana e vegetariana potete
sostituire il tonno con tofu, ceci o alcuna verdura di proprio gradimento
come zucchine o melanzane.

Ingredienti per due porzioni:

- 250 g di spaghetti integrali o senza glutine
- 1 lattina di tonno 150 g sott'olio sgocciolato
- 1/4 di tazza di olive nere denocciolate, affettate
- 2 cucchiai di capperi, sciacquati
- 5 pomodori secchi sott'olio, tagliati a pezzetti
- 2 cucchiai di olio extravergine d'oliva
- 1 tazza di pomodorini freschi, tagliati a metà
- Sale e pepe q.b.
- Prezzemolo fresco tritato (facoltativo) per guarnire

Istruzioni:

- In una pentola grande, porta ad ebollizione abbondante acqua salata.
Aggiungi gli spaghetti integrali e cuoci seguendo le istruzioni sulla
confezione fino a quando sono al dente.

- Nel frattempo, scola il tonno dall'olio e mettilo in una ciotola. Sbriciolalo
leggermente con una forchetta.

- In una padella larga, scalda l'olio extravergine d'oliva a fuoco medio.
Aggiungi i pomodori secchi, le olive nere e i capperi. Cuoci per alcuni
minuti fino a quando gli ingredienti si ammorbidiscono leggermente.

- Aggiungi il tonno sbriciolato alla padella e mescola bene per distribuirlo
uniformemente con gli altri ingredienti.

Continua a cuocere per altri 2/3 minuti.

- Aggiungi i pomodorini freschi tagliati a metà nella padella e cuoci per un altro paio di minuti fino a quando i pomodorini iniziano a rilasciare i loro succhi.

- Scola gli spaghetti cotti e aggiungili direttamente nella padella con la salsa di tonno. Mescola delicatamente per amalgamare tutti gli ingredienti. Se necessario, puoi aggiungere un po' di acqua di cottura della pasta per rendere la salsa più cremosa.
Assaggia e regola di sale e pepe secondo il tuo gusto.

- Servi gli spaghetti integrali con la salsa di tonno, olive nere, capperi, pomodori secchi e pomodorini freschi. Guarnisci con prezzemolo o basilico fresco tritato se desideri e o una spruzzata di formaggio invecchiato grattugiato.

Questa facile ricetta è un'ottima opzione per un pasto sano e gustoso. Gli spaghetti integrali forniscono fibre e carboidrati complessi, mentre il tonno è una fonte di proteine magre e acidi grassi omega-3. Le olive nere, i capperi e i pomodori secchi aggiungono sapore e intensità alla salsa, mentre i pomodorini freschi aggiungono un tocco di freschezza.
Ecco una stima approssimativa dei valori nutrizionali per porzione per questa ricetta:

- Calorie: circa 400/450 calorie
- Proteine: circa 20/25 g
- Grassi: circa 10/15 g
- Carboidrati: circa 55/60 g
- Fibre: circa 8/10 g

Tieni presente che questi sono solo valori approssimativi e potrebbero variare in base alle dimensioni delle porzioni e agli ingredienti specifici utilizzati. Inoltre, i valori possono essere influenzati da fattori come il tipo di olio d'oliva utilizzato e la quantità di sale aggiunto, il tipo di pasta utilizzata o se usi tofu e altri tipi di verdure.

Cocktail di gamberetti e avocado:

Ingredienti per due porzioni

- 500 grammi di gamberetti lessati e sgusciati
- 2 avocadi maturi
- 1 cetriolo
- 1 pomodoro maturo
- Salsa rosa una tazza
- Sale e pepe q.b.
- Foglie di prezzemolo fresco per guarnire

Istruzioni:

- Taglia l'avocado a metà verticalmente e rimuovi il nocciolo. Preleva delicatamente la polpa dell'avocado togliendo la buccia in modo da creare due contenitori con la polpa dell'avocado.

- Taglia il cetriolo e il pomodoro a cubetti. In una ciotola, unisci i gamberetti, il cetriolo e il pomodoro.

-Aggiungi la salsa rosa al composto di gamberetti e verdure e mescola delicatamente fino a quando tutto è ben incorporato. Assaggia e regola di sale e pepe secondo il tuo gusto.

- Riempi le cavità delle due mezze polpe di avocado con il composto di gamberetti e verdure, distribuendolo equamente, ripeti con l'avocado rimanente e il composto rimasto in modo da creare due porzioni.

- Decora con foglie di prezzemolo fresco sulla parte superiore del cocktail.

Il tuo cocktail di gamberetti e avocado è pronto da servire! L'avocado fungerà da contenitore per il cocktail, creando un'ottima presentazione. Ecco una stima approssimativa per porzione dei valori nutrizionali questa ricetta:

- Calorie: circa 300/400 calorie
- Grassi: circa 16/22 g
- Carboidrati: circa 15/20 g

- Proteine: circa <u>20/26</u> g
- Fibre: circa <u>16/22</u> g
- Vitamine e minerali: il cocktail di gamberetti e avocado è ricco di vitamine come la vitamina C, la vitamina K e il potassio grazie agli ingredienti utilizzati.

Ricorda che questi valori sono solo stime approssimative e possono variare in base alle dimensioni degli ingredienti utilizzati.

Ecco la ricetta per una salsa rosa gustosa:
Ingredienti:

- 5 cucchiai di maionese
- 2 cucchiai di doppio concentrato di pomodoro
- Succo di mezzo arancia
- 1/2 cucchiaino di paprika piccante (o più, a piacere)
- Sale e pepe q.b.

Istruzioni:

- In una ciotola, mescola la maionese, il doppio concentrato di pomodoro e il succo d'arancia. Assicurati di ottenere un composto omogeneo.

- Aggiungi la paprika piccante e mescola bene. Puoi regolare la quantità di paprika in base al tuo gusto personale. Se preferisci una salsa più piccante, puoi aggiungerne un po' di più, assaggiala e aggiusta di sale e pepe secondo il tuo gusto.

- Trasferisci la salsa rosa in un contenitore e conservala in frigorifero per almeno 30 minuti prima di servirla. Questo permetterà ai sapori di amalgamarsi e si otterrà una salsa più gustosa.

La salsa rosa è pronta da utilizzare per accompagnare il cocktail di gamberetti e avocado o altri piatti a tuo piacimento.

Riso freddo alla venere:

La classica e pratica insalata di riso in tapper che la maggioranza di noi conosciamo benissimo, probabilmente molti di noi la mangiata da piccoli in spiaggia preparata alla domenica mattina dalla propria mamma, o alcuni tuttora la portano a lavoro per la pausa pranzo.

E un piatto freddo, pratico, facile da realizzare e con milioni di combinazioni e varianti possibili.

La possibilità di renderlo personalizzabile con quasi qualsiasi ingrediente di nostro gusto la rende estremamente versatile e inoltre una grande fonte energetica a nostra disposizione.

Ma vediamo la mia ricetta di questo famoso piatto freddo;

Ingredienti per due porzioni:

- 1 tazza di riso di venere o integrale
- 1/4 di tazza di mandorle tostate, tritate grossolanamente
- 1/2 tazza di piselli freschi o surgelati, sbollentati
- 1/4 di tazza di olive verdi senza nocciolo, affettate
- 1 carota grande, grattugiata
- 1/4 di tazza di uva passa
- 1/4 di cipolla rossa, affettata sottilmente
- Pistilli di pompelmo rosa (3/4 spicchi)

Per la vinaigrette:

- 2 cucchiai di aceto di mele o balsamico
- 2 cucchiai di olio extravergine d'oliva
- 1 cucchiaino di aceto di mele
- Sale e pepe q.b.

Istruzioni:

- Cuoci il riso seguendo le istruzioni riportate sulla confezione. Una volta cotto, lascialo raffreddare completamente.

- In una ciotola grande, unisci il riso integrale raffreddato, le mandorle tostate, i piselli, le olive verdi affettate, la carota grattugiata, l'uva passa e la cipolla rossa.

- Prepara la vinaigrette mescolando il succo di limone, l'olio extravergine d'oliva, l'aceto di mele, il sale e il pepe in una piccola ciotola.

- Versa la vinaigrette sull'insalata di riso e mescola delicatamente per distribuire uniformemente la vinaigrette su tutti gli ingredienti.

- Prendi i spicchi di pompelmo separa la fibra bianca dalla polpa che e costituita da molti pistilli a forma di goccia d'acqua, separa i pistilli fra di loro e uniscili all'insalata, per aggiungere un tocco di freschezza, in fine amalgama bene il tutto.

- Trasferisci l'insalata di riso integrale in un tapper o un contenitore ermetico, copri bene e conserva in frigorifero fino al momento di portarla con te per la pausa pranzo.

Ecco una stima approssimativa dei valori nutrizionali per porzione di questa insalata considerando le quantità indicate:

- Calorie: circa <u>300/350</u> calorie
- Grassi: circa <u>10/15</u> g
- Carboidrati: circa <u>45/50</u> g
- Proteine: circa <u>8/10</u> g
- Fibre: circa <u>5/7</u> g
- Vitamine e minerali:
l'insalata di riso di venere o riso integrale contiene una varietà di vitamine e minerali, inclusi vitamina C, vitamina A, vitamina E, vitamine del gruppo B, potassio, ferro e magnesio.

Tieni presente che questi valori sono solo stime approssimative e possono variare leggermente a seconda delle dimensioni degli ingredienti e delle specifiche marche utilizzate.
 Modificala liberamente togliendo, sostituendo o aggiungendo qualsiasi ingrediente a tuo piacimento, usa la fantasia e sperimenta nuovi sapori, sfrutta la versatilità di questa ricetta per personalizzarla come desideri.

Spuntino:

Il momento degli spuntini pomeridiani può essere un'occasione perfetta per ricaricare le energie e soddisfare la fame tra i pasti principali. Tuttavia, non tutti sono abituati a fare uno spuntino durante il giorno. Spesso, associamo gli spuntini ai più piccoli, ma la verità è che anche gli adulti possono beneficiare di uno spuntino sano e nutriente.

La pratica degli spuntini pomeridiani può contribuire a mantenere stabili i livelli di energia, evitare la fame eccessiva durante i pasti principali e fornire al nostro corpo un adeguato apporto di nutrienti.

È particolarmente importante fare scelte consapevoli quando si tratta di spuntini, optando per opzioni nutrienti che aiutino a soddisfare il nostro fabbisogno quotidiano di vitamine, minerali e antiossidanti.

In questa sezione, troverete una selezione di spuntini salutari e gustosi, adatti sia ai più piccoli che agli adulti. Abbiamo creato ricette che utilizzano ingredienti freschi, naturali e nutrienti, in modo da poter godere di uno spuntino delizioso senza compromettere la vostra salute.

Ricordate, uno spuntino ben bilanciato può essere un alleato prezioso per mantenere il benessere e la vitalità nel corso della giornata. Godetevi i nostri spuntini sani e scoprite quanto un piccolo momento di nutrizione può fare la differenza nella vostra vita quotidiana.

Guacamole e chips di mais

Ingredienti per il guacamole:

- 2 avocado maturi
- Succo di 1 lime
- 1 pomodoro piccolo, tagliato a cubetti
- 1/4 di cipolla rossa, tritata finemente
- 1 spicchio d'aglio, tritato finemente (opzionale)
- Peperoncino jalapeño o peperoncino fresco tritato finemente (opzionale)
- Sale e pepe q.b.
- Coriandolo fresco tritato (opzionale)

Per le chips di mais:

- Tortillas di mais integrali

Istruzioni:

- taglia gli avocado a metà, rimuovi il nocciolo e preleva la polpa con un cucchiaio. Metti la polpa degli avocado in una ciotola e schiacciala con una forchetta fino a ottenere una consistenza liscia, ma con alcuni pezzetti di avocado ancora visibili.

- Aggiungi il succo di lime all'avocado schiacciato e mescola bene per evitare l'ossidazione dell'avocado.

- Aggiungi il pomodoro cubettato, la cipolla tritata, l'aglio tritato (se desiderato), il peperoncino jalapeño o peperoncino tritato (se desiderato) e mescola delicatamente per combinare tutti gli ingredienti, condisci con sale e pepe a tuo gusto. Se ti piace, puoi aggiungere anche del coriandolo fresco tritato per dare un tocco di freschezza.

- Copri il guacamole con della pellicola trasparente a contatto per evitare che si ossidi e mettilo in frigorifero per almeno 30 minuti.

- Nel frattempo, per le chips di mais, preriscalda il forno a 180°C. Taglia le tortillas di mais integrali in triangoli o strisce.

- Disponi le tortillas su una teglia rivestita con carta da forno e cuocile in forno per circa 10 minuti o fino a quando diventano croccanti e leggermente dorati, toglile dal forno e lasciale raffreddare.

- Una volta raffreddate, servi il guacamole con le chips di mais croccanti e goditi questo spuntino sano e gustoso!

Ricorda che puoi personalizzare il guacamole aggiungendo altri ingredienti come peperoni tritati, mais dolce o jalapeños per renderlo più piccante. Sperimenta e adatta la ricetta secondo i tuoi gusti personali.
Ecco una stima approssimativa dei valori nutrizionali, considerando una porzione media di guacamole (2 cucchiai):

- Calorie: <u>100/150</u> kcal
- Grassi: <u>9/12</u> g
- Carboidrati: <u>5/7</u> g
- Proteine: <u>1/2</u> g
- Fibre: <u>3/4</u> g

Valori nutrizionali per le chips di mais (una porzione di circa 30g):

- Calorie: 120/150 kcal
- Grassi: 6/8 g
- Carboidrati: 15/18 g
- Proteine: 2/3 g
- Fibre: 2/3 g

Ricorda che questi valori possono variare leggermente in base agli ingredienti specifici utilizzati e alle proporzioni nella ricetta.

Macedonia Gurù:

Ingredienti:

- 1 tazza di uva, tagliata a metà
- 1 tazza di mirtilli
- 1 pera matura, tagliata a cubetti
- 2 cucchiai di bacche di Goji secche
- 2 cucchiai di semi di zucca

Istruzioni:

- Inizia lavando bene tutte le frutta. Taglia l'uva a metà e rimuovi eventuali semi.
Metti l'uva, i mirtilli e la pera tagliata a cubetti in una ciotola capiente.

- Aggiungi le bacche di Goji secche alla ciotola con la frutta.

- Tosta i semi di zucca in una padella antiaderente a fuoco medio-basso per qualche minuto, mescolandoli continuamente, fino a quando iniziano a dorarsi leggermente e sprigionano un aroma tostato. Lasciali raffreddare per un paio di minuti e aggiungili alla ciotola con la frutta.

- Mescola delicatamente tutti gli ingredienti fino a quando sono ben combinati.
Copri la ciotola con pellicola trasparente e mettila in frigorifero per almeno 30 minuti per far insaporire i sapori e raffreddare la macedonia.

- Trascorso il tempo di riposo, togli la macedonia dal frigorifero e mescola leggermente prima di servire.

Puoi gustare la macedonia di frutta così com'è, oppure accompagnata da una spruzzata di succo di lime o una spolverata di cannella per un tocco di sapore extra.
Questa macedonia di frutta colorata e nutriente è ricca di antiossidanti, vitamine e minerali.
È un'opzione fresca e gustosa per uno spuntino o come dessert leggero.

Ricorda che puoi personalizzare la ricetta aggiungendo altre frutte di tua

scelta o regolando le quantità degli ingredienti in base alle tue preferenze.
Ecco una stima approssimativa dei valori nutrizionali, considerando una
porzione media di circa 1 tazza:

- Calorie: 120/150 kcal
- Grassi: 2/3 g
- Carboidrati: 25/30 g
- Proteine: 3/4 g
- Fibre: 5/7 g

Tieni presente che questi valori possono variare leggermente in base alle
dimensioni delle porzioni e alle quantità esatte degli ingredienti utilizzati.
Inoltre, le bacche di Goji sono note per essere ricche di antiossidanti e
contengono anche vitamine e minerali essenziali.

<u>Biscotti di Cleopatra:</u>

Ingredienti:

- 1 e ½ tazze di farina integrale
- 1 e ½ tazze di fiocchi d'avena
- ½ cucchiaino di lievito in polvere
- ½ cucchiaino di bicarbonato di sodio
- ¼ cucchiaino di sale
- 1 cucchiaino di cannella in polvere
- ½ tazza di olio di cocco o burro fuso
- ½ tazza di miele o sciroppo d'acero
- 1 uovo
- 1 cucchiaino di estratto di vaniglia
- ½ tazza di frutta secca a tua scelta (es. uvetta, cranberries, noci, nocciole), tritata

Istruzioni:

- Preriscalda il forno a 180°C e rivesti una teglia con carta da forno.

- In una ciotola, mescola insieme la farina integrale, i fiocchi d'avena, il lievito in polvere, il bicarbonato di sodio, il sale e la cannella.

- In un'altra ciotola, mescola insieme l'olio di cocco fuso (o burro fuso), il miele (o sciroppo d'acero), l'uovo e l'estratto di vaniglia fino a ottenere un composto omogeneo.

- Versa il composto liquido nella ciotola degli ingredienti secchi e mescola bene fino a formare un impasto consistente.
Aggiungi la frutta secca tritata all'impasto e mescola per distribuirla uniformemente.

- Prendi piccole porzioni di impasto e forma delle palline. Posiziona le palline sulla teglia preparata e schiacciale leggermente per formare dei biscotti.
Infornali nel forno preriscaldato per circa 15 minuti o fino a quando i bordi iniziano a dorarsi leggermente.

- Togli i biscotti dal forno e lasciali raffreddare completamente sulla teglia.
Si induriranno ulteriormente mentre si raffreddano.
Una volta raffreddati, i biscotti sono pronti per essere gustati come
spuntino sano e nutriente!

Puoi conservare i biscotti in un contenitore ermetico per alcuni giorni.
Questa ricetta può essere adattata alle tue preferenze personali,
aggiungendo o sostituendo la frutta secca a tuo piacimento.
Ecco una stima approssimativa dei valori nutrizionali per i biscotti integrali
ai fiocchi d'avena e frutta secca, considerando una porzione media (circa 1
biscotto):

- Calorie: 120/150 kcal
- Grassi: 6/8 g
- Carboidrati: 15/18 g
- Proteine: 2/3 g
- Fibre: 2/3 g

Tieni presente che questi valori possono variare leggermente in base alle
dimensioni esatte dei biscotti e agli ingredienti specifici utilizzati. Inoltre,
la quantità di frutta secca aggiunta influenzerà i valori nutrizionali
complessivi dei biscotti.

Muffin alle mele e Muffin vegan cioccolato e banane

Due ottime ricette per dei muffin alternativi, sani e gustosi. Studiati per essere gustati anche da chi ha optato per una dieta che esclude prodotti di origine animale.

Vi ricordo che, mantenendo le proporzioni indicate, siete liberi di cambiare gli ingredienti a vostro piacere, per esempio le pere al posto delle mele o frutta a tuo piacere, o al posto del cioccolato una crema di limone.

Quindi come sempre ti invito a sbizzarrirti con gli ingredienti e sperimenta nuove combinazioni.

Muffin integrali alle mele

Ingredienti: (circa 10 muffin medi, dipendendo dalla grandezza degli stampi)

- 1 e ½ tazze di farina integrale
- 1 cucchiaino di lievito in polvere
- ½ cucchiaino di bicarbonato di sodio
- ¼ cucchiaino di sale
- 1 cucchiaino di cannella in polvere
- ¼ cucchiaino di noce moscata
- ½ tazza di zucchero di canna
- ¼ tazza di olio di cocco o olio vegetale
- ½ tazza di latte di mandorla o un altro latte vegetale
- 1 cucchiaino di estratto di vaniglia
- 1 mela, sbucciata e tagliata a cubetti piccoli

Istruzioni:

- Preriscalda il forno a 180°C e prepara una teglia per muffin con pirottini (stampi di carta o silicone da forno)

- In una ciotola grande, mescola insieme la farina integrale, il lievito in polvere, il bicarbonato di sodio, il sale, la cannella, la noce moscata e lo zucchero di canna.

- In un'altra ciotola, mescola insieme l'olio di cocco (o olio vegetale), il latte di mandorla (o altro latte vegetale) e l'estratto di vaniglia.

- Versa il composto liquido nella ciotola degli ingredienti secchi e mescola delicatamente fino a ottenere un impasto omogeneo. Non mescolare troppo.
Aggiungi i cubetti di mela all'impasto e mescola delicatamente per distribuirli uniformemente.

- Versa l'impasto nei pirottini di carta o silicone, riempendo ciascuno per circa 2/3 della capacità.

- Inforna i muffin nel forno preriscaldato per circa 15/20 minuti o fino a quando risultano dorati e inserendo uno stecchino al centro esce pulito, se pronti sfornali e lasciali raffreddare completamente prima di servirli.

Questi muffin integrali alle mele e cannella sono deliziosi e ricchi di fibre. Puoi conservarli in un contenitore ermetico per alcuni giorni.

Muffin vegani al cioccolato e banane

Ingredienti: (circa 10 muffin medi, dipendendo dalla grandezza degli stampi)

- 1 e ½ tazze di farina integrale
- ½ tazza di zucchero di canna
- 1 cucchiaino di lievito in polvere
- ½ cucchiaino di bicarbonato di sodio
- ¼ cucchiaino di sale
- 1 cucchiaino di cannella in polvere
- 3 banane mature, schiacciate
- ¼ tazza di olio di cocco o olio vegetale
- ¼ tazza di latte di mandorla o un altro latte vegetale
- 1 cucchiaino di estratto di vaniglia
- ½ tazza di cioccolato fondente a pezzetti

Istruzioni:

- Preriscalda il forno a 180°C e prepara una teglia per muffin con pirottini (stampi di carta o silicone da forno) .

- In una ciotola grande, mescola insieme la farina integrale, lo zucchero di canna, il lievito in polvere, il bicarbonato di sodio, il sale e la cannella.

- In un'altra ciotola, schiaccia le banane mature con una forchetta fino a renderle cremose. Aggiungi l'olio di cocco (o olio vegetale), il latte di mandorla (o altro latte vegetale) e l'estratto di vaniglia. Mescola bene fino a ottenere un composto omogeneo.

- Versa il composto liquido nella ciotola degli ingredienti secchi e mescola delicatamente fino a ottenere un impasto omogeneo. Non mescolare troppo.
Aggiungi i pezzi di cioccolato nell'impasto e mescola delicatamente per distribuirli uniformemente.

- Versa l'impasto nei pirottini di carta o silicone, riempendo ciascuno per circa 2/3 della capacità.

- Inforna i muffin nel forno preriscaldato per circa 15/20 minuti o fino a quando risultano dorati e inserendo uno stecchino al centro esce pulito, se pronti sfornali e lasciali raffreddare completamente prima di servirli.

Anche questi se vuoi puoi conservarli in un contenitore ermetico per alcuni giorni.
Ricorda che queste sono solo ricette di base e puoi personalizzarle aggiungendo ingredienti come frutta secca, semi o spezie a tuo piacimento.

Un muffin integrale alle mele circa (dimensione media):

- Calorie: 150/180 kcal
- Grassi: 6/8 g
- Carboidrati: 23/26 g
- Proteine: 2/3 g
- Fibre: 3/4 g

Un muffin vegan al cioccolato e banane circa (dimensione media):

- Calorie: 180/200 kcal
- Grassi: 7/9 g
- Carboidrati: 26/30 g
- Proteine: 2/3 g
- Fibre: 3/4 g

Ricorda che questi valori sono solo stime approssimative e possono variare leggermente in base agli ingredienti specifici e alle dimensioni dei muffin che prepari.

Hummus:

L'hummus è una crema di origine mediorientale a base di ceci cotti e altri ingredienti.

È uno dei piatti più popolari e diffusi nella cucina mediorientale e viene apprezzato in tutto il mondo per il suo sapore delizioso e la sua versatilità.

Quello tradizionale è preparato combinando ceci cotti, tahini (una pasta di semi di sesamo), olio d'oliva, succo di limone, aglio e sale.

Gli ingredienti vengono frullati insieme fino a ottenere una consistenza cremosa.

Può essere personalizzato aggiungendo spezie, erbe aromatiche o altri ingredienti come barbabietole, avocado, peperoncini o prezzemolo, per creare varianti gustose e colorate.

L'hummus è spesso servito come salsa o condimento, e viene accompagnato da pane pita, tortillas, bastoncini di verdure o come accompagnamento a piatti come falafel, shawarma o kebab.

È anche un'ottima scelta per spuntini sani e nutrienti, grazie al suo contenuto di proteine vegetali, fibre e grassi sani.

È apprezzato per la sua versatilità, il suo sapore ricco e la sua consistenza cremosa.

È una buona fonte di nutrienti e si adatta a diverse diete, inclusa quella vegetariana, vegana e senza glutine.

L'hummus è diventato popolare in tutto il mondo ed è facilmente reperibile nei supermercati o può essere preparato in casa con pochi ingredienti.

In sintesi, l'hummus è una crema di ceci versatile, gustosa e nutriente che è diventata un pilastro della cucina mediorientale e una scelta sana per molti amanti del cibo in tutto il mondo.

Eccoti due ricette sane, nutrienti e gustose con un tocco di innovazione:

Hummus di barbabietola e semi di girasole:

Ingredienti:

- 1 barbabietola cotta
- 1 tazza di ceci cotti e sciacquati
- 2 cucchiai di semi di girasole
- 2 cucchiai di olio d'oliva
- Succo di 1/2 limone
- 1 spicchio d'aglio
- Sale e pepe q.b.
- Prezzemolo fresco tritato (per guarnire)

Istruzioni:

- In un mixer o frullatore a immersione, aggiungi la barbabietola tagliata a pezzi, i ceci, i semi di girasole, l'olio d'oliva, il succo di limone, lo spicchio d'aglio, il sale e il pepe.

- Frulla gli ingredienti fino a ottenere una consistenza liscia e cremosa.

-Assaggia e aggiusta il sapore aggiungendo sale, pepe o succo di limone, se necessario e trasferisci l'hummus in una ciotola e guarniscilo con prezzemolo fresco tritato.

- Servilo con crudité di verdure o spalmalo su fette di pane tostato per un'opzione gustosa e colorata.

Hummus di avocado e cetriolo:

Ingredienti:

- 1 avocado maturo
- ½ cetriolo, sbucciato e senza semi
- 1 tazza di ceci cotti e sciacquati
- Succo di 1 limone
- 2 cucchiai di olio d'oliva
- 1 spicchio d'aglio
- Sale e pepe q.b.
- 1 cucchiaino di Semi di sesamo tostati

Istruzioni:

- In un mixer o frullatore a immersione, aggiungi l'avocado tagliato a pezzi, il cetriolo a pezzi, i ceci, il succo di limone, l'olio d'oliva, lo spicchio d'aglio, il sale e il pepe.

- Frulla gli ingredienti fino a ottenere una consistenza liscia e cremosa.

- Assaggia e aggiusta il sapore aggiungendo sale, pepe o succo di limone, se necessario, trasferisci l'hummus in una ciotola e guarniscilo con semi di sesamo tostati.

- Servi l'hummus di avocado e cetriolo con bastoncini di verdure fresche o come condimento per insalate o wrap per un'opzione leggera e saporita.

Spero che queste due ricette di hummus ti piacciano e ti ispirino! Puoi personalizzarle aggiungendo altre spezie, erbe aromatiche o ingredienti a tua scelta per ottenere varianti ancora più gustose e innovative.
Ecco una stima approssimativa dei valori nutrizionali per le due ricette di hummus descritte:

Hummus di barbabietola e semi di girasole:
Valori nutrizionali per 1 porzione (circa 2 cucchiai):

- Calorie: <u>80/100</u> kcal
- Grassi: <u>5/7</u> g

- Carboidrati: <u>7/9</u> g
- Proteine: <u>2/3</u> g
- Fibre: <u>2/3</u> g

Hummus di avocado e cetriolo:
Valori nutrizionali per 1 porzione (circa 2 cucchiai):

- Calorie: <u>70/90</u> kcal
- Grassi: <u>5/6</u> g
- Carboidrati: <u>6/8</u> g
- Proteine: <u>2/3</u> g
- Fibre: <u>2/3</u> g

Ricorda che questi valori sono solo stime approssimative e possono variare leggermente in base agli ingredienti specifici e alle quantità utilizzate nella tua preparazione.

Inoltre, tieni presente che gli hummus sono ricchi di nutrienti come proteine vegetali, fibre e grassi sani. Sono una buona fonte di vitamine e minerali, come la vitamina C, la vitamina E e il potassio, a seconda degli ingredienti utilizzati.

Patatine alla greca

Ingredienti:

- 4 patate americane medie
- 2 cucchiai di olio d'oliva
- 1 cucchiaino di paprika dolce
- ½ cucchiaino di aglio in polvere
- Sale e pepe q.b.
- 100g di formaggio feta greco
- 2 cucchiai di yogurt greco
- Succo di ½ limone
- ½ tazza di mandorle dolci

Istruzioni:

- Preriscalda il forno a 200°C e foderare una teglia con carta da forno.

- Sbuccia le patate americane e tagliale a bastoncini di dimensioni simili, di circa mezzo centimetro o poco più.

- In una ciotola, unisci gli bastoncini di patate con l'olio d'oliva, la paprika dolce, l'aglio in polvere, il sale e il pepe. Mescola bene per assicurarti che le patate siano ben condite.

- Distribuisci i bastoncini di patate conditi sulla teglia in un unico strato, senza sovrapporli, usa due teglie se necessario e infornale nel forno preriscaldato per circa 25/30 minuti o fino a quando le patate sono dorate e croccanti, girandole a metà cottura per garantire una doratura uniforme.

- Mentre le patate sono in forno, prepara la crema di formaggio feta. In un mixer o frullatore, aggiungi il formaggio feta, il yogurt greco, il succo di limone e le mandorle dolci. Frulla tutto insieme fino a ottenere una crema liscia e omogenea.

- Una volta cotte, servi i bastoncini di patate caldi accompagnati dalla crema di formaggio feta.

I bastoncini di patate americane al forno con crema di formaggio feta sono un ottimo spuntino.
Le patate sono fonte di carboidrati complessi, mentre le mandorle forniscono proteine, grassi sani e fibre.
La crema di formaggio feta aggiunge un sapore unico e delizioso.
Questo spuntino soddisferà il desiderio di qualcosa di croccante e saporito, senza la necessità di utilizzare metodi di cottura più grassi come la frittura.
È un'alternativa più salutare alle tradizionali patatine fritte e puoi gustarlo come spuntino energetico, come antipasto o come contorno per un pasto bilanciato.
Ecco una stima approssimativa dei valori nutrizionali per 1 porzione (circa 4/5 bastoncini di patate con salsa):

- Calorie: 250/300 kcal
- Grassi: 12/15 g
- Carboidrati: 28/32 g
- Proteine: 8/10 g
- Fibre: 4/6 g

I valori nutrizionali possono variare a seconda della dimensione delle porzioni e degli ingredienti specifici utilizzati nella preparazione.
Le patate apportano carboidrati complessi e fibre, mentre le mandorle apportano grassi sani e proteine.
La salsa di formaggio feta contiene ulteriori proteine e grassi sani.

Natural Kinder:

Ecco una ricetta per una merendina fatta in casa, simile alle merendine confezionate, ma con ingredienti più sani e naturali:

Ingredienti:

- 1 tazza di farina integrale
- ½ tazza di zucchero di canna o dolcificante naturale a scelta
- ¼ cucchiaino di bicarbonato di sodio
- ½ cucchiaino di lievito in polvere
- ¼ cucchiaino di sale
- ¼ tazza di olio vegetale (come olio di cocco o olio di girasole)
- ¼ tazza di latte (o latte vegetale)
- 1 cucchiaino di estratto di vaniglia
- 1 uovo (o sostituto vegano come 1 cucchiaio di semi di lino macinati mescolati con 3 cucchiai di acqua)
- Marmellata a scelta (preferibilmente senza zucchero aggiunto)

Istruzioni:

- Preriscalda il forno a 180°C e prepara una teglia quadrata o rettangolare rivestendola con carta da forno.

- In una ciotola, mescola insieme la farina integrale, lo zucchero di canna, il bicarbonato di sodio, il lievito in polvere e il sale.

- In un'altra ciotola, mescola insieme l'olio vegetale, il latte, l'estratto di vaniglia e l'uovo (o sostituto vegano).

- Unisci gli ingredienti secchi con quelli liquidi e mescola bene fino a ottenere un composto omogeneo.

- Versa metà dell'impasto nella teglia preparata e livella la superficie con il dorso di un cucchiaio.

- Aggiungi uno strato uniforme di marmellata sulla superficie dell'impasto.

- Copri la marmellata con il resto dell'impasto, cercando di coprire bene tutto, creando così un sandwich con la marmellata nel mezzo dei due strati di impasto.

- Inforna nel forno preriscaldato per circa 20/25 minuti o fino a quando la merendina è dorata e cotta al centro.

- Sforna e lascia raffreddare completamente prima di tagliare in barrette o quadrati.

Questa ricetta ti permette di creare delle merendine simili alle merendine confezionate, ma con ingredienti più sani e naturali, senza l'aggiunta di coloranti, conservanti e altre sostanze inutili per il nostro corpo.
La farina integrale offre fibre e nutrienti, mentre lo zucchero di canna o il dolcificante naturale aggiungono dolcezza senza l'eccesso di zucchero raffinato.
Puoi personalizzare le merendine aggiungendo frutta secca tritata o gocce di cioccolato fondente nell'impasto e farcire con altre marmellate o creme.
Ricorda che le merendine fatte in casa non contengono conservanti, quindi è consigliabile conservarle in un contenitore ermetico in frigorifero per mantenerle fresche più a lungo.
Sono perfette da portare con te per una merenda o spuntino sana e gustosa durante la giornata o in qualsiasi momento.
Sono specialmente un sano sostituto, da dare ai più piccoli, delle merendine
ultra-processate che troviamo in commercio.
Ecco una stima approssimativa dei valori nutrizionali per le merendine simili alle merendine confezionate, seguendo la ricetta fornita (per una porzione di dimensioni standard):

- Calorie: 150/200 kcal
- Grassi: 7/10 g
- Carboidrati: 20/25 g
- Proteine: 2/4 g
- Fibre: 1/2 g

Cena:

La cena è un momento speciale nella giornata di molte persone.

Dopo una lunga giornata di lavoro, scuola o altre attività, la cena rappresenta un momento di pausa, di riunione con la famiglia o con gli amici, e un'opportunità per rilassarsi e godersi un pasto in tranquillità.

È un momento in cui ci sediamo a tavola, ci connettiamo con il cibo che abbiamo preparato e con le persone che ci circondano.

Ma la cena non è solo un'occasione sociale.

È anche un momento prezioso per praticare il mindfulness alimentare, che consiste nel prestare attenzione consapevole al processo di mangiare e al nostro rapporto con il cibo.

Durante la cena, abbiamo l'opportunità di rallentare, di porre attenzione ai nostri sensi e di essere pienamente presenti nel momento presente.

Molte persone vivono una vita frenetica e spesso si sentono di corsa durante i pasti.

Ci permette di concentrarci su ciò che mettiamo nel nostro piatto, di apprezzare i sapori, le consistenze e gli odori dei cibi che consumiamo.

In questa sezione del libro sulla alimentazione sana e nutrizione, esploreremo una vasta gamma di idee e ricette per cene salutari e deliziose, ti guideremo nella scoperta di piatti equilibrati, che includono una varietà di ingredienti nutrienti e gustosi.

Sono ricette leggere ma soddisfacenti, che ti aiuteranno a nutrire il tuo corpo e a sentirsi pieno di energia.

Inoltre, troverai suggerimenti pratici per la pianificazione delle cene e consigli per adattare le ricette alle tue preferenze e alle esigenze specifiche della tua famiglia.

La cena è un'opportunità per prenderti cura di te stesso e dei tuoi cari, per condividere momenti di gioia e di condivisione.

È un momento per alimentare il tuo corpo e la tua anima.

Quindi, lascia che questa sezione del libro ti ispiri a creare cene memorabili, ricche di salute e piacere, in cui il cibo diventa un'esperienza da vivere appieno.

Cartoccio di salmone alla curcuma & asparagi al cocco;

Ingredienti: circa 2 porzioni

- 2 tranci di salmone
- 1 avocado maturo
- 1 radice di curcuma fresca (circa 2 cm)
- 16/20 asparagi
- 2 cucchiai di burro di cocco
- Sale e pepe q.b.

Istruzioni:

Preriscalda il forno a 180°C.

- Prepara i pacchetti per il salmone con la carta alluminio o stagnola.
Taglia due pezzi di carta abbastanza grandi da avvolgere completamente i
tranci di salmone.

- Sbuccia la radice di curcuma e grattugiala finemente e taglia l'avocado a
metà, rimuovi il nocciolo e taglia la polpa a cubetti.

- Posiziona un trancio di salmone al centro di ciascun pezzo di carta
alluminio o stagnola e condiscilo con sale, pepe e la radice di curcuma
grattugiata.

- Aggiungi i cubetti di avocado sopra il salmone.

- Chiudi il pacchetto piegando la carta alluminio o stagnola sopra il
salmone e sigillando bene i bordi, creando un cartoccio.

- Posiziona i pacchetti di salmone su una teglia da forno e inforna per circa
12/20 minuti, o fino a quando il salmone risulta cotto e tenero.

- Nel frattempo, prepara gli asparagi. Taglia le estremità legnose degli
asparagi e sciacquali sotto acqua fredda.

- Scalda una padella antiaderente a fuoco medio-alto e aggiungi il burro di
cocco.

- Aggiungi gli asparagi nella padella e cuocili per circa 5/7 minuti, girandoli occasionalmente, fino a quando diventano teneri ma croccanti. Condisci con sale e pepe a piacere.

- Sforna i pacchetti di salmone e aprili con attenzione per evitare ustioni dal vapore caldo e servilo con gli asparagi saltati.

Se non riesci a trovare il burro di cocco, ci sono alcune alternative che puoi utilizzare nella ricetta:

Olio di cocco:
Puoi sostituire il burro di cocco con olio di cocco nella stessa quantità. L'olio di cocco darà un sapore simile e apporterà la stessa consistenza al piatto.

Burro o olio d'oliva:
Se non hai accesso al burro di cocco o preferisci altri tipi di grassi, puoi utilizzare burro normale o olio d'oliva al posto del burro di cocco. Tuttavia, tieni presente che ciò cambierà leggermente il sapore del piatto.

Ghee:
Il ghee è un burro chiarificato molto utilizzato nella cucina indiana. Puoi usare il ghee al posto del burro di cocco per un sapore leggermente diverso ma altrettanto delizioso.

Olio di avocado:
Se desideri mantenere il sapore dell'avocado nella ricetta, puoi optare per l'olio di avocado.
Aggiungi un po' di olio di avocado nella padella per saltare gli asparagi.
Assicurati di adattare la quantità di alternative che scegli in base al tuo gusto personale e alle preferenze dietetiche.
Ecco i valori nutrizionali approssimativi per porzione:

- Calorie: 400/450 kcal
- Grassi: 25/30 g
- Carboidrati: 10/15 g
- Proteine: 30/35 g
- Fibre: 6/8 g

<u>Pinchos arabi (spiedini di agnello):</u>

Ingredienti due porzioni:

- 300 g di agnello (tagliato a cubetti di circa 2 cm)
- 1 peperone rosso
- 1 cipolla rossa
- 1 pera non troppo matura
- 3 cucchiai di olio d'oliva
- 1 cucchiaino di paprika dolce o piccante se preferisci
- 1 cucchiaino di curcuma
- 1 cucchiaino di timo secco
- Succo di 1 limone
- Sale e pepe q.b.
- 1 cucchiaino di zucchero di canna

Istruzioni:

- In una ciotola, prepara la marinata mescolando l'olio d'oliva, la paprika, la curcuma, il timo, il succo di limone, il sale, il pepe e lo zucchero di canna.

- Aggiungi i cubetti di agnello alla marinata e assicurati che siano ben ricoperti. Lascia marinare in frigorifero per almeno 1 ora, ma se hai il tempo, puoi lasciarli marinare per 3/4 ore per ottenere un sapore più intenso.

- Nel frattempo, prepara gli ingredienti per gli spiedini. Taglia il peperone rosso, la cipolla rossa e la pera a cubetti delle stesse dimensioni dei cubetti di agnello.

- Prepara gli spiedini infilando i cubetti di agnello marinato alternati con il peperone rosso, la cipolla rossa e la pera sui bastoncini per spiedini, ripeti riempiendo tutto il bastoncino.

- Scaldare una griglia o una padella antiaderente e spennellare leggermente
con olio d'oliva. Cuocere gli spiedini su fuoco medio-alto per circa 8/10
minuti, girandoli di tanto in tanto, finché l'agnello non sarà cotto al punto
desiderato e le verdure saranno leggermente carbonizzate. Puoi usare la
marinata restante per spennellare i spiedini mentre si cucinano per
caramellare gli ingredienti e renderli ancora di più mielosi.

- Una volta cotti, puoi servire gli spiedini di agnello arabi come antipasto o
come piatto principale, accompagnandoli con contorni come riso pilaf, riso
integrale, patate al forno, insalata o pane pita.

Questa ricetta di spiedini di agnello con peperone rosso, cipolla rossa e
pera offre una deliziosa combinazione di sapori. E puoi sempre
personalizzarla come desideri, Ecco una stima approssimativa dei valori
nutrizionali per porzione, tenendo presente che possono variare a seconda
delle dimensioni e qualità degli ingredienti:

- Calorie: circa 200/250 kcal
- Proteine: circa 15/20 g
- Grassi: circa 15/20 g
- Carboidrati: 15/20 g
- Fibre: circa 3/4 g

Polpette vegane in salsa e insalata rustica:

Piatto principale: Polpette di lenticchie e quinoa al curry con salsa di pomodoro

Ingredienti per le polpette:

- 1 tazza di lenticchie rosse secche
- ½ tazza di quinoa
- 1 cipolla piccola, tritata finemente
- 2 spicchi d'aglio, tritati
- 1 cucchiaio di curry in polvere
- 1 cucchiaino di cumino in polvere
- 1 cucchiaino di paprika dolce
- 2 cucchiai di farina di ceci
- Sale e pepe q.b.
- Olio d'oliva per la cottura

Ingredienti per la salsa di pomodoro:

- 2 tazze di passata di pomodoro
- 2 spicchi d'aglio, tritati
- 1 cucchiaino di origano secco
- Sale e pepe q.b.

Contorno: Insalata di quinoa, avocado e verdure miste

Ingredienti per l'insalata:

- 1 tazza di quinoa cotta
- 1 avocado maturo, tagliato a cubetti
- 1 cetriolo, tagliato a dadini
- 1 pomodoro, tagliato a dadini
- Succo di 1 limone
- 2 cucchiai di olio d'oliva
- Sale e pepe q.b.
- Prezzemolo o coriandolo fresco tritato (facoltativo)

Istruzioni:

- Inizia preparando le polpette. Cuoci le lenticchie rosse seguendo le istruzioni sulla confezione. Cuoci anche la quinoa come indicato sulla confezione. Una volta cotti, lascia raffreddare.

- In una padella, scaldare un po' di olio d'oliva e aggiungere la cipolla tritata e l'aglio. Soffriggere fino a quando la cipolla diventa traslucida.

- In una ciotola grande, unire le lenticchie rosse cotte, la quinoa, la cipolla e l'aglio soffritti. Aggiungere il curry in polvere, il cumino, la paprika dolce, la farina di ceci, il sale e il pepe. Mescolare bene fino a ottenere un composto omogeneo.

- Prendere una piccola quantità di impasto e formare delle polpette rotonde. Ripetere il processo fino a esaurimento dell'impasto.

- In una padella antiaderente, scaldare un po' di olio d'oliva e cuocere le polpette a fuoco medio-alto fino a quando sono dorate e croccanti su tutti i lati.

- Nel frattempo, preparare la salsa di pomodoro. In una pentola, scaldare un po' di olio d'oliva e aggiungere l'aglio tritato. Soffriggere per qualche minuto, poi aggiungere la passata di pomodoro, l'origano, il sale e il pepe

- Cuocere la salsa di pomodoro a fuoco medio-basso per circa 10/15 minuti, per far amalgamare i sapori. Se la salsa risulta troppo densa, puoi aggiungere un po' d'acqua per raggiungere la consistenza desiderata.

- Mentre la salsa cuoce, puoi preparare l'insalata di quinoa. In una ciotola, unire la quinoa cotta, l'avocado a cubetti, il cetriolo a dadini e il pomodoro a dadini. Condire con succo di limone, olio d'oliva, sale, pepe e prezzemolo fresco tritato (se desiderato). Mescolare bene tutti gli ingredienti.

- Una volta che le polpette sono pronte e la salsa di pomodoro è cotta, puoi disporre le polpette su un piatto da portata e versare la salsa di pomodoro sopra di esse.

- Servi le polpette di lenticchie e quinoa al curry con la salsa di pomodoro accanto all'insalata di quinoa, avocado e verdure miste come contorno.

Questa ricetta offre un piatto principale gustoso e nutriente con polpette vegane piene di proteine e fibre, accompagnate da una salsa di pomodoro saporita. L'insalata di quinoa, avocado e verdure miste completa il pasto con freschezza e leggerezza.
Ecco una stima approssimativa dei valori nutrizionali per due porzioni:

Polpette di lenticchie e quinoa al curry (per 2 porzioni):

Calorie: 350/400 kcal
Proteine: 15/20 g
Grassi: 10/15 g
Carboidrati: 50/60 g
Fibre: 10/12 g

Salsa di pomodoro (per 2 porzioni):

Calorie: 50/60 kcal
Proteine: 2/3 g
Grassi: 1/2 g
Carboidrati: 10/12 g
Fibre: 2/3 g

Insalata di quinoa, avocado e verdure miste (per 2 porzioni):

Calorie: 250/300 kcal
Proteine: 7/9 g
Grassi: 15/18 g
Carboidrati: 25/30 g
Fibre: 8/10 g

Tofu monkey e insalata di patate:

Ecco altre due idee per una cena vegana con un piatto principale e un contorno:

Piatto principale:
Ingredienti per il tofu alla griglia:

- 300 g di tofu tagliato a fette
- 2 cucchiai di salsa di soia
- Succo di 1 limone
- 1 cucchiaio di olio di sesamo
- 1 cucchiaino di aglio in polvere
- Pepe nero q.b.

Ingredienti per la salsa di arachidi:

- 3 cucchiai di burro di arachidi
- 2 cucchiai di salsa di soia
- 1 cucchiaio di aceto di riso
- 1 cucchiaino di zenzero grattugiato
- Succo di 1 limone
- 1 pizzico di zucchero di canna
- Acqua per regolare la consistenza
- Peperoncino rosso secco tritato (facoltativo)

Contorno:
Ingredienti per l'insalata:

- 2/3 patate medie, tagliate a cubetti
- 1 zucchina, tagliata a rondelle
- 1 peperone giallo, tagliato a strisce
- 1 cipolla rossa piccola, affettata
- 2 cucchiai di olio d'oliva
- Succo di 1 limone
- Sale e pepe q.b.
- Prezzemolo fresco tritato (facoltativo)

Istruzioni:

-I nizia preparando il tofu alla griglia. In una ciotola, mescola la salsa di soia, il succo di limone, l'olio di sesamo, l'aglio in polvere e il pepe nero. Aggiungi le fette di tofu alla marinata e lasciale marinare per almeno 30 minuti.

- Nel frattempo, prepara la salsa di arachidi mescolando tutti gli ingredienti in una ciotola. Aggiungi acqua gradualmente fino a ottenere una consistenza cremosa. Aggiungi del peperoncino rosso secco tritato se desideri un po' di piccantezza. Metti da parte.

- Riscalda una griglia o una padella antiaderente e cuoci le fette di tofu marinato per 2/3 minuti per lato, finché non sono dorati e croccanti.

- Per l'insalata di patate e verdure, cuoci i cubetti di patate in acqua leggermente salata fino a quando diventano morbidi ma ancora consistenti. Scolali e lasciali raffreddare leggermente.

- In una padella, scaldare un po' di olio d'oliva e aggiungere le rondelle di zucchina, le strisce di peperone e la cipolla affettata. Soffriggere per alcuni minuti fino a quando le verdure si ammorbidiscono leggermente.

- In una ciotola, unire le patate cotte, le verdure soffritte e condire con succo di limone, olio d'oliva, sale, pepe e prezzemolo fresco tritato (se desiderato). Mescolare bene tutti gli ingredienti.

- Servi il tofu alla griglia con la salsa di arachidi accanto all'insalata di patate e verdure come contorno.

Ecco una stima approssimativa dei valori nutrizionali:

Tofu alla griglia con salsa di arachidi:

- Calorie: 300/350 kcal
- Proteine: 10/15 g
- Grassi: 15/18 g
- Carboidrati: circa 20/25 g
- Fibre: circa 4/6 g

Insalata di patate e verdure:

- Calorie: 200/250 kcal
- Proteine: 4/6 g
- Grassi: 8/10 g
- Carboidrati: 30/35 g
- Fibre: 4/6 g

Zuppa Tijuana:

Zuppa di fagioli neri alla messicana con pancetta e nachos:
Ingredienti:

- 1 tazza di fagioli neri secchi
- 150 g di pancetta, tagliata a dadini
- 1 cipolla, tritata
- 2 spicchi d'aglio, tritati
- 1 peperone rosso, tagliato a dadini
- 1 jalapeno, senza semi e tritato finemente
- 1 400 g di pomodori a cubetti (o pelati in lattina)
- 4 tazze di brodo vegetale
- 1 cucchiaino di cumino in polvere
- 1 cucchiaino di paprika affumicata
- ½ cucchiaino di peperoncino in polvere (se si desidera un sapore piccante)
- Sale e pepe q.b.
- Olio d'oliva per soffriggere
- Coriandolo fresco tritato per guarnire (facoltativo)

Chips di tortillas di mais al forno (nachos):
Ingredienti:

- 6 tortillas di mais
- Olio d'oliva
- Sale q.b.

Istruzioni:

- La sera prima, metti i fagioli neri secchi in una ciotola e coprili con abbondante acqua. Lasciali in ammollo durante la notte. Il giorno successivo, scolali e sciacquali sotto acqua fredda.

- In una pentola capiente, scaldare un po' di olio d'oliva a fuoco medio. Aggiungere la pancetta a dadini e farla cuocere fino a quando diventa croccante. Rimuovere la pancetta dalla pentola e metterla da parte.

- Nella stessa pentola, aggiungere la cipolla, l'aglio, il peperone rosso e il jalapeno tritati. Soffriggere le verdure fino a quando diventano morbide.

- Aggiungere i fagioli neri ammollati, i pomodori a cubetti e il brodo vegetale nella pentola. Mescolare bene e portare il tutto ad ebollizione.

- Ridurre il fuoco e aggiungere il cumino in polvere, la paprika affumicata e il peperoncino in polvere (se desiderato). Aggiustare di sale e pepe secondo il proprio gusto. Coprire la pentola e lasciare cuocere a fuoco basso per circa 1/1 ½ ore o fino a quando i fagioli sono teneri.

- Nel frattempo, prepara le chips di tortillas di mais al forno. Taglia le tortillas di mais in triangoli o strisce. Disponile su una teglia rivestita con carta da forno e spennellale leggermente con olio d'oliva. Infornare a 180°C per circa 10/12 minuti o fino a quando le tortillas diventano croccanti e leggermente dorati. Sfornarle e salarle leggermente.

- Una volta che la zuppa di fagioli neri è pronta, puoi servirla calda. Guarnisci ogni porzione con la pancetta croccante e il coriandolo fresco tritato e le chips di tortillas di mais.

Questa e una mia versione della classica fagiolata diffusa nel centro America, se preferisci puoi cucinare la pancetta direttamente con i fagioli, senza dover soffriggerla per renderla croccante, aggiungendola da cruda dopo aver aggiunto i fagioli nella pentola, come normalmente si usa in messico.
Di seguito ti fornisco una stima approssimativa dei valori nutrizionali per una porzione media:

- Calorie: 300/350 kcal
- Proteine: 15/20 g
- Grassi: 10/15 g
- Carboidrati: 35/40 g
- Fibre: circa 10/15 g

<u>Zuppa del Vaticano:</u>

La Zuppa del Vaticano è un piatto che prende il nome dallo Stato del Vaticano, sede della Chiesa cattolica e del Papa. Questa zuppa è una deliziosa creazione di un amico chef, che ha sapientemente combinato ingredienti tradizionali italiani per creare un piatto saporito e appagante. Il soffritto di sedano, carote e cipolle dona alla zuppa una base aromatica, arricchita dal salame tritato e dal fegato di vitello. Le olive taggiasche, con il loro caratteristico sapore, aggiungono un tocco di salinità alla preparazione. Ma è l'elemento principale, i broccoli, che conferisce alla Zuppa del Vaticano la sua identità unica.

Nella ricetta, una parte dei broccoli viene cotta insieme agli altri ingredienti nella zuppa, contribuendo a creare una base gustosa e consistente. L'altra metà dei broccoli viene invece cotta a parte e successivamente trasformata in una crema vellutata. Questa crema di broccoli viene aggiunta alla zuppa, conferendole una consistenza cremosa e un sapore ancora più intenso. Eccovi la ricetta:

Ingredienti:

- 2 cucchiai di olio d'oliva
- 1 cipolla, tritata finemente
- 2 carote, tagliate a dadini
- 2 coste di sedano, tagliate a dadini
- 100 g di salame tritato
- 100 g di fegato di vitello tritato
- 1 tazza di olive taggiasche denocciolate
- 500 g di broccoli, divisi a metà
- ½ litro di brodo vegetale
- ¼ tazza di brandy o cognac
- Sale e pepe q.b.

Per la crema di broccoli:

- La metà dei broccoli indicati precedentemente
- ½ tazza di brodo vegetale
- 50 ml di panna fresca (o vegetale)

Istruzioni:

- In una pentola capiente, scalda l'olio d'oliva a fuoco medio. Aggiungi cipolla, carote e sedano e soffriggi fino a quando le verdure sono morbide.

- Aggiungi il salame e il fegato di vitello tritati alla pentola e cuoci finché la carne è ben rosolata.

- Aggiungi il brandy o il cognac sfumando l' alcool e aggiungi le olive taggiasche e metà dei broccoli alla pentola. Versa il brodo vegetale e porta a ebollizione. Riduci quindi il fuoco e lascia cuocere per 25/30 minuti, finché le verdure sono tenere.

- Mentre la zuppa cuoce, prepara la crema di broccoli. In una pentola separata, cuoci l'altra metà dei broccoli nel brodo vegetale fino a quando sono morbidi. Scolali, conservando il brodo di cottura, e mettili in un frullatore insieme alla panna fresca. Frulla fino a ottenere una crema liscia.

- Una volta cotta la zuppa, aggiungi la crema di broccoli alla pentola e mescola bene. Lascia cuocere per altri 5 minuti, in modo che i sapori si amalgamino, assaggiala e aggiusta di sale e pepe, se necessario.

- Servi la zuppa calda, decorandola con una spruzzata di panna fresca o vegetale e qualche fiore di broccoli. Accompagna con crostini di pane se desideri.

In seguito ti darò un'indicazione approssimativa dei valori nutrizionali considerando una porzione media:

- Calorie: 300/350 kcal
- Proteine: 18/22 g
- Grassi: 15/20 g
- Carboidrati: 25/30 g
- Fibre: 5/8 g

<u>Branzino croccante su letto dolce:</u>

Eccovi una semplice ricetta, fantasiosa e gustosa che viene eseguita
impanando i filetti di branzino per dare al piatto la sua caratteristica
croccante, mentre la crema di asparagi e ricotta donano freschezza al
piatto.
Un accompagnamento di patate americane saltate al burro, viene usato
come letto dei filetti di branzino per conferire ulteriore aspetto al
impiattamento.

Ingredienti:

- 4 filetti di branzino
- ½ tazza di farina di grano saraceno
- ½ tazza di pistacchi tritati
- 2 cucchiai di erba cipollina fresca, tritata
- 2 uova (solo tuorlo)
- Sale e pepe q.b.
- 200g di ricotta
- 200g di asparagi, tagliati a pezzetti
- ½ tazza di latte di cocco o di mandorle
- 4 patate americane, tagliate a fette spesse tipo medaglioni
- 2 cucchiai di burro
- Foglie di salvia fresca

Istruzioni:

- Preriscalda il forno a 200°C.

- In una ciotola, mescola la farina di grano saraceno, i pistacchi tritati e
l'erba cipollina. Aggiungi sale e pepe a piacere.

- In una ciotola piccola sbatti leggermente i tuorli di uova con un pizzico di
sale.

- Passa i filetti di branzino nella miscela di farina di grano saraceno,
pistacchi ed erba cipollina, assicurandoti che siano ben ricoperti.

- Adagia i filetti di branzino impanati su una teglia da forno rivestita di carta da forno e spennella le superficie dei filetti con il rosso dell'uovo cercando di coprire tutta la parte impanata.

- Inforna i filetti di branzino per circa 15/18 minuti, fino a quando sono dorati e croccanti.

- Nel frattempo, prepara la crema di ricotta e asparagi. Cuoci gli asparagi in acqua bollente salata fino a quando sono teneri. Scolali e trasferiscili in un frullatore insieme alla ricotta e al latte di cocco. Frulla fino a ottenere una crema liscia. Aggiusta di sale e pepe secondo i tuoi gusti.

- In una padella, sciogli il burro a fuoco medio. Aggiungi le fette di patate americane precedentemente sbollentate e le foglie di salvia. Cuoci le patate fino a quando sono dorate e croccanti su entrambi i lati.

- Per servire, adagia un letto di patate americane su ogni piatto. Posiziona un filetto di branzino croccante sopra le patate e accompagna con una generosa porzione di crema di ricotta e asparagi.

Ecco un'indicazione approssimativa dei valori nutrizionali di questa ricetta considerando una porzione media:

- Calorie: 350/400 kcal
- Proteine: 25/30 g
- Grassi: 15/20 g
- Carboidrati: 25/30 g
- Fibre: 4/6 g

Paella vegetale:

La classica paella spagnola un piatto di riso versatile e pratico, questa versione di verdura e adatta a chi opta per una dieta vegana e vegetariana, ma come ben sapete sostituendo o aggiungendo ingredienti si può personalizzare e cambiare la ricetta, Ingredienti come carne di manzo, coniglio, pollo, pesce e frutti di mare sono ingredienti che spesso si usano per creare paella di pesce, di carne e anche mista con entrambi.
Eccovi la ricetta di quella vegetale.

Ingredienti per due porzioni:

 - 2 cucchiai di olio d'oliva
- 1 cipolla, tagliata a fette sottili
- 1 peperone verde, tagliato a strisce
- 1 peperone rosso, tagliato a strisce
- 1 melanzana, tagliata a cubetti
- 2 zucchine, tagliate a rondelle
- 1 tazza di piselli freschi o surgelati
- 2 tazze di riso per paella
- 4 tazze di brodo vegetale
- ½ cucchiaino di zafferano
- 1 rametto di rosmarino fresco
- Sale e pepe q.b.
- Limone a spicchi, per servire

Istruzioni:

- Preriscalda il forno a 180°C.

- In una paellera o in una padella ampia a bordi alti che poi dovrai mettere nel forno, scalda l'olio d'oliva a fuoco medio-alto.

- Aggiungi la cipolla e i peperoni tagliati la melanzana e le zucchine e cuoci per alcuni minuti fino a quando le verdure iniziano a ammorbidirsi, poi aggiungi i piselli e mescola bene. Continua a cuocere per altri 2 o 3 minuti, aggiungi lo zafferano e mescola bene per distribuire gli ingredienti e aggiungi il rosmarino fresco e regola di sale e pepe secondo i tuoi gusti.

- Versa il brodo nella paellera e mescola nuovamente e alza il fuoco e fai andare in ebollizione.

- Una volta che inizia a bollire il brodo con le verdure distribuisci uniformemente
il riso nella paellera, cucina per 20 minuti cercando di mescolare il meno possibile.

- Trascorsi i 20 minuti di cottura assicurati che ci sia ancora un po di brodo e trasferisci la paella nel forno preriscaldato a 180°C e cuoci per altri 5/6 minuti, o fino a quando il riso è al dente e ha assorbito il brodo. Assicurati di controllare periodicamente per evitare che il riso si secchi.

- Una volta cotta, rimuovi la paella dal forno e lascia riposare per alcuni minuti.

- Servi la paella di verdure calda, decorandola con alcune foglie di rosmarino fresco e accompagnandola con spicchi di limone da spremere sopra il piatto.

Eccoti un'indicazione approssimativa dei valori nutrizionali per la paella di verdure, considerando una porzione media:

- Calorie: 300/350 kcal
- Proteine: 8/10 g
- Grassi: 8/10 g
- Carboidrati: 50/60 g
- Fibre: 5/7 g

<u>**Pollo country:**</u>

Questo piatto con controcosca di pollo disossata cotta in casseruola con funghi e cuori di carciofi e un ottimo modo per cenare in modo sano. E una ricetta che usavo spesso come fuori menù nei ristoranti che ho lavorato, ottenendo sempre buoni riscontri. Vi consiglio di accompagnare questo piatto con un purè di patate o un saltato di verdure, eccovi la ricetta:

Ingredienti per due porzioni:

- 2 controcosce di pollo disossate
- 200 g di funghi (puoi usare champignon o funghi misti)
- 150 g di cuori di carciofi (freschi o surgelati)
- 1 porro, affettato sottilmente
- ¼ di tazza di vino bianco secco
- 2 cucchiai di olio d'oliva
- 1 cucchiaino di comino in polvere
- 1 cucchiaino di rosmarino secco
- Sale e pepe q.b.

Istruzioni:

- Inizia marinando le controcosce di pollo: in una ciotola, mescola il vino bianco secco, l'olio d'oliva, il comino, il rosmarino, il sale e il pepe. Aggiungi le controcosce di pollo e assicurati che siano completamente ricoperte dalla marinata. Lascia marinare in frigorifero per almeno 30 minuti, ma se hai più tempo a disposizione, puoi lasciarle marinare anche per un paio d'ore.

- Scaldare una casseruola su fuoco medio-alto e aggiungere un po' di olio d'oliva. Scolare le controcosce di pollo dalla marinata (conservala per dopo) e metterle nella casseruola per rosolarle leggermente su entrambi i lati. Una volta dorato il pollo, trasferirlo su un piatto e tenerlo da parte.

- Nella stessa casseruola, aggiungere il porro affettato e farlo appassire leggermente fino a quando diventa morbido e traslucido. Aggiungere quindi i funghi e i cuori di carciofi e cuocerli per alcuni minuti fino a quando i funghi rilasciano i loro succhi e i carciofi diventano teneri.

- A questo punto, riaggiungere le controcosce di pollo nella casseruola insieme alla marinata che avevi tenuto da parte. Mescolare bene per amalgamare i sapori. Abbassa la fiamma a medio-basso, copri la casseruola e lascia cuocere per circa 40 minuti o fino a quando il pollo è cotto e tenero.

- Durante la cottura, assicurati di controllare di tanto in tanto il livello di liquido nella casseruola. Se necessario, puoi aggiungere un po' di brodo o acqua calda per evitare che si asciughi troppo.

- Una volta che il pollo è cotto, verifica la cottura e aggiusta di sale e pepe, se necessario. Servi le controcosce di pollo con funghi e cuori di carciofi calde e accompagnale con contorni a tua scelta, come purè di patate o verdure saltate in padella.

Ecco una stima approssimativa dei valori nutrizionali per una porzione di questa ricetta:

- Calorie: <u>300/350</u> kcal
- Proteine: <u>30/35</u> g
- Grassi: <u>15/20</u> g
- Carboidrati: <u>10/15</u> g
- Fibre: <u>5/8</u> g

Snack e bevande:

Eccoci giunti alla sezione degli snack e delle bevande genuini! Qui troverete un'ampia selezione di opzioni deliziose e salutari per soddisfare le vostre voglie senza compromettere il vostro benessere. Abbiamo raccolto per voi una serie di snack e bevande che vi permetteranno di godere di sapori deliziosi mentre nutrite il vostro corpo con ingredienti sani e genuini.

Ad esempio, vi mostreremo come fare barrette energetiche fatte in casa, ricche di super food ad alto valore energetico.

Potrete creare deliziose barrette con ingredienti come noci, semi, datteri e cacao, che vi forniranno una fonte di energia duratura e nutrienti essenziali.

Le nostre bevande fatte in casa sono progettate per promuovere il benessere e la vitalità. Vi mostreremo alcuni protocolli a base di bevande fatte in casa che aiutano a migliorare il benessere generale. Potrete imparare a preparare bevande rinfrescanti come acque aromatizzate, smoothie verdi a base di verdure a foglia verde, frutta fresca e super food come la spirulina, che vi daranno una carica di antiossidanti e sostanze bioattive.

Siete pronti a scoprire una vasta gamma di snack e bevande genuini che soddisferanno i vostri desideri e vi faranno sentire al meglio? Continuate a esplorare questa sezione e lasciatevi ispirare dalla bontà e dalla salute dei nostri snack e delle nostre bevande!

Bienmesabe canario:

Il Bienmesabe è un dolce tipico delle Isole Canarie, che si trova anche in altre regioni della Spagna. È una pasta o crema dolce realizzata principalmente con mandorle, zucchero, miele, buccia di limone e spezie come la cannella.

Questa deliziosa salsa può essere consumata da sola come dessert, grazie alla sua consistenza morbida e cremosa, oppure spalmata su pane integrale per creare una golosa merenda. È anche un ottimo accompagnamento per dolci e gelato, aggiungendo una nota dolce e aromatica.

È molto versatile e può essere adattata alle preferenze individuali. Alcune varianti possono includere l'aggiunta di liquori come il rum o l'anice, o l'utilizzo di altri ingredienti come il miele di palma o la vaniglia per arricchire ulteriormente il sapore.

È un dolce tradizionale molto apprezzato nelle Isole Canarie e una prelibatezza da gustare durante le occasioni speciali o come piacevole indulgenza.

Ingredienti:

- 125 g di mandorle tritate
- 70 g di miele
- 50 g di zucchero di canna
- La buccia grattugiata di 1 limone
- Un po' del succo di limone
- Cannella in polvere
- 2 tuorli d'uovo

Istruzioni:

- In una pentola capiente, versa l'acqua e aggiungi lo zucchero, il miele, la buccia di limone grattugiata, un po' di succo di limone e la cannella. Mescola bene per combinare gli ingredienti.

- Metti la pentola a fuoco medio e continua a mescolare costantemente fino a quando il liquido diventa dolce e si scioglie completamente.

- Aggiungi le mandorle tritate nella pentola senza smettere di mescolare.

Continua a mescolare finché il liquido dolce si addensa e le mandorle conferiscono un colore tostato. A questo punto, spegni il fuoco.

- Una volta che l'impasto di mandorle si è raffreddato, aggiungi i tuorli d'uovo e mescola bene per amalgamare l'uovo con gli altri ingredienti.

- Riaccendi il fuoco e cuoci la salsa per altri 6 minuti, continuando a mescolare costantemente.

- Una volta completata la cottura, lascia raffreddare la salsa e mettila in frigorifero per almeno 30 minuti prima di utilizzarla.

Ecco una stima approssimativa dei valori nutrizionali per la salsa Bienmesabe, considerando una porzione di 2 cucchiai e gli ingredienti di base come le mandorle, lo zucchero, il miele e i tuorli d'uovo:

- Calorie: 200/250 kcal
- Proteine: 3/5 g
- Grassi: 15/20 g
- Carboidrati: 15/20 g
- Zuccheri: 14/17 g
- Fibre: 1/2 g

Barrette al cacao con datteri, miele e nocciole:

Ingredienti:

- 1 tazza di datteri senza nocciolo
- 1 tazza di nocciole
- ¼ di tazza di cacao in polvere
- 2 cucchiai di miele (o sciroppo d'acero)
- 1 cucchiaino di estratto di vaniglia
- Una presa di sale

Istruzioni:

- Inizia mettendo i datteri in una ciotola e coprili con acqua calda. Lasciali in ammollo per circa 10 minuti per ammorbidirli.

- Nel frattempo, tosta le nocciole in una padella a fuoco medio per alcuni minuti, mescolandole frequentemente, finché non sviluppano un aroma tostato. Assicurati di non bruciarle. Lasciale raffreddare leggermente e poi strofinale tra le mani per rimuovere la pelle scura esterna.

- Scola i datteri ammorbiditi e trasferiscili in un robot da cucina insieme alle nocciole tostate e sbucciate. Aggiungi il cacao in polvere, il miele, l'estratto di vaniglia e il sale.

- Frulla tutti gli ingredienti insieme fino a ottenere una consistenza omogenea e compatta. Potrebbe essere necessario fermarsi di tanto in tanto per raschiare i bordi del robot da cucina con una spatola.

- Trasferisci il composto ottenuto su una teglia rivestita di carta da forno e schiaccialo uniformemente per formare uno strato compatto di circa 1,5 cm di spessore.

- Metti la teglia in frigorifero per almeno un'ora o fino a quando il composto si sarà solidificato.

- Una volta che le barrette si sono raffreddate e indurite, tagliale a strisce o quadrati della dimensione desiderata.

Le barrette al cacao con datteri, miele e nocciole sono pronte per essere gustate come snack nutriente e dolce. Conservale in un contenitore ermetico in frigorifero per mantenerle fresche e croccanti. Sono perfette da portare con te durante la giornata come una fonte di energia naturale. Ecco una stima approssimativa dei valori nutrizionali per una singola barretta al cacao con datteri, miele e nocciole, considerando gli ingredienti indicati nella ricetta:

Calorie: 150/180 (barretta approssimativa di 40/50 g)
Proteine: 3/4 g
Grassi: 10/12 g
Carboidrati: 15/18 g
Zuccheri: 10/12 g
Fibre: 3/4 g

Barrette al cocco e mandorle:

Ingredienti:

- 1 tazza di bacche di Goji
- 1 tazza di mandorle
- ½ tazza di cocco grattugiato
- ¼ di tazza di semi di girasole
- ¼ di tazza di miele (o sciroppo d'acero)
- 1 cucchiaino di olio di cocco
- Una presa di sale

Istruzioni:

- Inizia mettendo le bacche di Goji in una ciotola e coprile con acqua calda. Lasciale in ammollo per circa 10 minuti per ammorbidirle leggermente.

- Nel frattempo, tosta le mandorle in una padella a fuoco medio per alcuni minuti, mescolandole frequentemente, finché non sviluppano un aroma tostato. Lasciale raffreddare leggermente e poi tritale grossolanamente.

- Scola le bacche di Goji ammollate e trasferiscile in un robot da cucina insieme alle mandorle tostate, al cocco grattugiato, ai semi di girasole, al miele, all'olio di cocco (se lo desideri) e al sale.

- Frulla tutti gli ingredienti insieme fino a ottenere una consistenza compatta e appiccicosa. Se necessario, aggiungi un po' d'acqua o olio di cocco per aiutare a legare gli ingredienti.

- Trasferisci il composto ottenuto su una teglia rivestita di carta da forno e schiaccialo uniformemente per formare uno strato compatto di circa 1,5 cm di spessore.

- Metti la teglia in frigorifero per almeno un'ora o fino a quando il composto si sarà solidificato.

- Una volta che la barretta si è raffreddata e indurita, tagliala a strisce o quadrati della dimensione desiderata.

La barretta energetica con bacche di Goji, mandorle, cocco e semi di girasole è pronta per essere gustata come uno snack sano e nutriente, ricca di antiossidanti, fibre, grassi sani e proteine, offrendo una combinazione di sapori e nutrienti per darti una carica di energia durante la giornate.
Ecco una stima approssimativa dei valori nutrizionali considerando gli ingredienti indicati nella ricetta:

- Calorie: 180/200 kcal (dimensione approssimativa barretta di 40/50 g)
- Proteine: 5/7 g
- Grassi: 10/12 g
- Carboidrati: 15/18 g
- Zuccheri: 8/10 g
- Fibre: 4/5 g

<u>**Barrette alle arance e castagne:**</u>

Ecco la ricetta per una barretta energetica con noci, castagne, miele, arance e uvetta passa:

Ingredienti:

- 1 tazza di noci
- 1 tazza di castagne lessate e pelate
- ½ tazza di miele
- Scorza grattugiata di 1 arancia
- Succo di 1 arancia
- 1/2 tazza di uvetta passa
- Una presa di sale

Istruzioni:

- Inizia tritando grossolanamente le noci e le castagne. Puoi farlo manualmente con un coltello o utilizzare un mixer a pulsanti brevi per ottenere una consistenza croccante.

- In una ciotola, unisci le noci tritate, le castagne tritate, il miele, la scorza grattugiata di arancia, il succo di arancia e l'uvetta passa. Aggiungi anche una generosa presa di sale e mescola bene tutti gli ingredienti fino a ottenere un composto omogeneo.

- Trasferisci il composto ottenuto su una teglia rivestita di carta da forno e compattalo uniformemente in uno strato di circa 1,5 cm di spessore.

- Metti la teglia in frigorifero per almeno un'ora o fino a quando la barretta si sarà raffreddata e solidificata.

- Una volta che la barretta è pronta, tagliala a strisce o quadrati della dimensione desiderata.

Le barrette energetiche con noci, castagne, miele, arance e uvetta passa sono pronte per essere gustate come uno snack nutriente e ricco di sapore. Puoi conservarle in un contenitore ermetico in frigorifero per mantenerle fresche.

Ecco una stima approssimativa dei valori nutrizionali per una singola barretta energetica, considerando gli ingredienti indicati nella ricetta:

- Calorie: 200/220 kcal per barretta (dimensione approssimativa di 40/50 g)
- Proteine: 3/4 g
- Grassi: 10/12 g
- Carboidrati: 25/30 g
- Zuccheri: 20/25 g
- Fibre: 3/4 g

Ricorda che questi valori sono approssimativi e possono variare leggermente in base alle proporzioni degli ingredienti specifici utilizzati nella tua preparazione. Le noci e le castagne apportano grassi sani e proteine, mentre l'uvetta passa e il miele forniscono carboidrati e dolcezza naturale. Le arance aggiungono un tocco di freschezza e vitamina C. Le barrette energetiche fatte in casa come queste offrono una combinazione equilibrata di nutrienti essenziali per fornire energia a lunga durata. Sono un'ottima scelta come spuntino pre-allenamento, snack in movimento o come dolce ricaricante durante la giornata. Sperimenta tu stesso le molteplici varianti e personalizzazioni a tua disposizione per creare barrette che ti soddisfino, usando come ingredienti cibi ad alto contenuto nutrizionale come i cibi super food che in seguito elencherò alcuni esempi di ingredienti che contengono sostanze benefiche per la salute.

Eccoti alcuni esempi di cibi considerati "superfood":

Quinoa:
La quinoa è un cereale ad alto contenuto proteico, ricco di fibre, vitamine e
minerali. È anche senza glutine e può essere utilizzata come alternativa al
riso o come base per insalate e piatti principali.

Bacche di goji:
Le bacche di goji sono ricche di antiossidanti, vitamine, minerali e
aminoacidi. Possono essere consumate da sole come snack, aggiunte a
cereali, yogurt o utilizzate per preparare succhi o frullati.

Semi di chia:
I semi di chia sono una fonte eccellente di fibre, proteine, acidi grassi
omega-3 e antiossidanti. Possono essere aggiunti a frullati, yogurt, cereali
o utilizzati come addensante naturale nelle ricette.

Avocado:
L'avocado è ricco di grassi monoinsaturi salutari, vitamine, minerali e
fibre. Può essere consumato da solo, spalmato su pane integrale o
utilizzato come ingrediente in insalate e piatti salati.

Salmone selvaggio:
Il salmone selvaggio è una fonte eccellente di acidi grassi omega-3,
proteine di alta qualità e vitamine del gruppo B. È considerato un pesce
grasso salutare per il cuore.

Spinaci:
Gli spinaci sono ricchi di vitamine A, C, K e di minerali come ferro e
calcio. Possono essere consumati crudi in insalate o cotti come contorno o
ingrediente in molti piatti.

Cioccolato fondente:
Il cioccolato fondente con un alto contenuto di cacao (70% o più) è ricco di
antiossidanti e flavonoidi benefici per la salute cardiaca. Si consiglia di
consumarlo con moderazione.

Acai:

L'açaí è un frutto proveniente dall'Amazzonia, ricco di antiossidanti, fibre e grassi sani. Viene spesso consumato sotto forma di polpa o frullati.

Mandorle:

Le mandorle sono ricche di proteine, fibre, vitamine, minerali e acidi grassi monoinsaturi. Sono uno snack salutare o possono essere utilizzate per arricchire ricette dolci e salate.

Curcuma:

La curcuma è una spezia dalle proprietà antinfiammatorie e antiossidanti. Può essere utilizzata per condire piatti salati, zuppe o bevande come il latte d'oro.

Baobab:

La polvere di baobab è ricca di vitamina C, fibre e antiossidanti. Può essere aggiunta a frullati, yogurt o cereali per aumentare l'apporto nutrizionale.

Semi di lino:

I semi di lino sono una fonte di acidi grassi omega-3, fibre e antiossidanti. Possono essere macinati e aggiunti a frullati, yogurt o utilizzati come addensante in ricette.

Avena:

L'avena è ricca di fibre solubili, vitamine e minerali. Può essere consumata come fiocchi di cereale, aggiunta a frullati o utilizzata per preparare porridge.

Cavolo riccio (kale):

Il cavolo riccio è una verdura a foglia verde scuro ricca di vitamine A, C, K e di minerali come calcio e ferro. Può essere utilizzato in insalate, cotti come contorno o aggiunto a frullati verdi.

Mirtilli:

I mirtilli sono ricchi di antiossidanti, vitamine C ed E. Possono essere consumati freschi, aggiunti a frullati, insalate o utilizzati come topping per cereali e dessert.

Semi di canapa:
I semi di canapa sono una fonte di proteine complete, acidi grassi essenziali, fibre e minerali. Possono essere aggiunti a frullati, yogurt, insalate o utilizzati come ingrediente in ricette dolci e salate.

Zenzero:
Lo zenzero ha proprietà antinfiammatorie e digestive. Può essere utilizzato fresco o in polvere come condimento in piatti salati, tè o succhi.

Quercia rossa (red oak lettuce):
La quercia rossa è una varietà di lattuga a foglia rossa ricca di antiossidanti, vitamine A e K. È ottima per insalate o come base per involtini di verdure.

Semi di girasole:
I semi di girasole sono una fonte di vitamine E, acidi grassi essenziali, fibre e proteine. Possono essere consumati da soli come snack o utilizzati come ingrediente in ricette dolci e salate.

Matcha:
Il matcha è una polvere di tè verde concentrata ricca di antiossidanti e teanina. Può essere utilizzato per preparare bevande come il tè matcha latte o come ingrediente in dessert.

Ricorda che è importante bilanciare una varietà di cibi nutrienti per una dieta equilibrata. I cibi "superfood" possono fornire benefici per la salute, ma è sempre consigliabile consultare un professionista della salute o un nutrizionista per personalizzare la tua dieta in base alle tue esigenze individuali.

<u>**Latte d'oro:**</u>

Il latte d'oro, o golden milk, ha origini nella medicina tradizionale indiana chiamata Ayurveda. Questa bevanda è stata utilizzata per secoli nella pratica ayurvedica per promuovere il benessere e favorire l'equilibrio nel corpo. La curcuma, che è l'ingrediente principale del latte d'oro, è considerata una spezia sacra nell'Ayurveda e viene utilizzata per le sue proprietà curative e terapeutiche.

Nell'Ayurveda, il latte d'oro viene spesso consumato come rimedio naturale per vari disturbi, come infiammazioni, problemi digestivi, raffreddore e tosse. La curcuma, grazie al suo principio attivo chiamato curcumina, è nota per le sue proprietà antinfiammatorie, antiossidanti e immunomodulanti. Il pepe nero, spesso incluso nella ricetta del latte d'oro, viene aggiunto per aumentare l'assorbimento della curcumina nel corpo. Negli ultimi anni, il latte d'oro ha guadagnato popolarità come bevanda salutare anche al di fuori della tradizione ayurvedica. Viene apprezzato per il suo sapore unico e le sue proprietà benefiche per la salute. È diventato particolarmente noto per le sue proprietà antinfiammatorie e antiossidanti, nonché per il supporto al sistema immunitario.

Ecco una ricetta semplice per preparare il latte d'oro:

Ingredienti:

- 1 tazza di latte (latte vaccino, latte di mandorle, latte di cocco o qualsiasi altro tipo di latte a tua scelta)
- 1 cucchiaino di curcuma in polvere
- ½ di cucchiaino di cannella in polvere
- ¼ di cucchiaino di zenzero in polvere
- ¼ di cucchiaino di pepe nero macinato
- 1 cucchiaino di olio di cocco o olio di mandorle dolci (per aumentare l'assorbimento della curcuma)
- Miele o dolcificante a piacere (opzionale)

Istruzioni:

- In una piccola pentola, versa il latte e aggiungi la curcuma, la cannella, lo zenzero e il pepe nero.

- Mescola bene gli ingredienti fino a quando le spezie si sono completamente mescolate con il latte.

- Accendi il fornello a fuoco medio-basso e riscalda il latte mescolando continuamente per evitare che si attacchi al fondo della pentola.

- Continua a riscaldare il latte fino a quando diventa caldo ma non bollente. Se desideri, puoi aggiungere un cucchiaino di olio di cocco o olio di mandorle dolci per aumentare l'assorbimento della curcuma.

- Rimuovi dal fuoco e versa il latte d'oro in una tazza e aggiungi dolcificante a piacere come miele, zucchero di canna o dolcificante naturale a base di stevia, se desideri rendere la bevanda più dolce. Mescola bene e assapora il tuo latte d'oro caldo.

Ecco i valori nutrizionali approssimativi di una tazza (240 ml) di latte d'oro preparato secondo la ricetta base:

- Calorie: 80/120 kcal
- Grassi: 3/5 g
- Carboidrati: 10/15 g
- Proteine: 2/3 g
- Fibre: 1/2 g
- Vitamina A: 10/20 % del fabbisogno giornaliero raccomandato
- Vitamina C: 2/4 % del fabbisogno giornaliero raccomandato
- Calcio: 15/20 % del fabbisogno giornaliero raccomandato
- Ferro: 4/6 % del fabbisogno giornaliero raccomandato

In seguito vi elencherò alcune delle bevande e infusi che vengono usati nelle diverse culture popolari, spesso usate come rimedio salutare o semplicemente come bevande tradizionali.
Solamente vi fornirò di una breve spiegazione senza divulgarmi troppo sulle ricette e modi di esecuzione, visto la loro facile preparazione e reperibilità dei modi di farle.

Bevande dal mondo:

Chai Tea:
Il chai tea è una bevanda tradizionale dell'India e di altre parti dell'Asia,
preparata con una miscela di tè nero, spezie come cannella, chiodi di
garofano, cardamomo, zenzero e latte. Viene spesso dolcificato con
zucchero o miele.

Matcha Latte:
Il matcha latte è una bevanda giapponese preparata con polvere di tè
matcha e latte caldo. Il matcha è un tipo di tè verde in polvere ricco di
antiossidanti. Viene solitamente mescolato con uno sbattitore a fruste per
ottenere una consistenza vellutata.

Ayran:
L'ayran è una bevanda tradizionale della Turchia, preparata con yogurt,
acqua fredda e sale.
È una bevanda rinfrescante e salutare, spesso servita come
accompagnamento ai pasti.

Mate:
Il mate è una bevanda tradizionale dell'America Latina, particolarmente
popolare in Argentina, Uruguay e Paraguay.
È preparato con foglie di yerba mate, che vengono macinate e infuse in
acqua calda.
Viene consumato attraverso una cannuccia chiamata "bombilla" e ha un
sapore erbaceo.

Tè al gelsomino:
Il tè al gelsomino è una bevanda tradizionale della Cina, preparata con
foglie di tè verde e fiori di gelsomino.
Viene spesso servito come gesto di benvenuto agli ospiti e ha un aroma
floreale delicato.

Infuso di rooibos:
Il rooibos è un'infusione senza caffeina originaria del Sudafrica.
Viene preparato con le foglie dell'albero di rooibos e ha un sapore dolce e
leggermente terroso. Può essere consumato caldo o freddo.

Tè alla menta:
Il tè alla menta è una bevanda tradizionale del Nord Africa, in particolare del Marocco. È preparato con tè verde, foglie di menta fresca e zucchero. Viene servito in piccole tazze e ha un sapore rinfrescante e aromatico.

Maté cocido:
Il maté cocido è una bevanda calda molto popolare in Argentina e Uruguay, preparata con foglie di yerba mate. Le foglie vengono bollite in acqua e servite in tazze. Ha un sapore leggermente amaro e viene spesso consumato durante la colazione.

Masala Chai:
Il masala chai è una bevanda speziata originaria dell'India. È preparato con tè nero, latte, spezie come cardamomo, cannella, chiodi di garofano, zenzero e zucchero. Il masala chai ha un sapore ricco, aromatico e leggermente dolce.

Infuso di hibiscus:
L'infuso di hibiscus, noto anche come "sorrel" o "agua de jamaica", è una bevanda rinfrescante popolare nei Caraibi e in diverse parti dell'America Latina. È preparato con fiori di hibiscus essiccati, acqua e zucchero. Ha un sapore fruttato e acidulo.

Kombucha:
Il kombucha è una bevanda fermentata originaria della Cina, ottenuta dalla fermentazione del tè zuccherato con l'aiuto di una coltura di batteri e lieviti chiamata scoby. È una bevanda leggermente effervescente e può avere vari sapori aggiunti come frutta o erbe.

Sahlab:
Il sahlab è una bevanda calda tradizionale del Medio Oriente, particolarmente popolare in paesi come Libano, Turchia e Egitto. È preparato con polvere di orchidea sahlab, latte, zucchero e aromatizzato con cannella e noce moscata. Ha una consistenza cremosa e un sapore delicato.

Succhi, estratti, smoothie:

Smoothie jazz:

Ingredienti:

- 1 mela verde
- 1 carota
- 1 gambo di sedano
- 1 cetriolo
- Un pezzetto di zenzero fresco
- Succo di mezzo limone
- Foglie di menta fresca
- Acqua (se necessario per regolare la consistenza)

Istruzioni:

- Lavare e tagliare a pezzi la mela verde, la carota, il sedano e il cetriolo, sbucciare lo zenzero e tagliarlo a pezzetti.

- Mettere tutti gli ingredienti nel frullatore e aggiungere il succo di limone e le foglie di menta fresca.

- Frullare fino a ottenere una consistenza liscia e omogenea. Se necessario, aggiungere un po' di acqua per regolare la consistenza desiderata.

Questa bibita sarà ricca di vitamine, minerali e antiossidanti derivanti dalla mela verde, la carota, il sedano, il cetriolo e lo zenzero. Il succo di limone contribuirà ad aumentare il contenuto di vitamina C e darà un tocco di freschezza al sapore. Le foglie di menta aggiungeranno una nota di aromaticità.

<u>**Succo ace:**</u>

Ingredienti:

- 1 tazza di spinaci freschi
- 1 mango maturo, sbucciato e tagliato a pezzi
- Succo di 2 arance
- 2 carote, sbucciate e tagliate a pezzi
- Acqua (se necessario per regolare la consistenza)

Istruzioni:

- Lavare gli spinaci accuratamente.

- Mettere gli spinaci, il mango, il succo di arancia e le carote nel frullatore
e frullare tutto fino a ottenere una consistenza liscia. Se necessario,
aggiungere un po' di acqua per raggiungere la consistenza desiderata.
- Assaggiare la bibita e, se lo si desidera, aggiungere un po' di succo di
limone o dolcificante naturale come miele o sciroppo d'acero per bilanciare
il sapore.

Questa bibita sarà ricca di nutrienti come vitamina C, vitamina A, potassio
e antiossidanti grazie alla presenza di spinaci, mango, arance e carote. Gli
spinaci forniranno ferro e altre vitamine e minerali essenziali. Il mango
darà un tocco dolce e tropicale, mentre le arance aggiungeranno un sapore
vivace e rinfrescante. Le carote apporteranno dolcezza naturale e una dose
extra di vitamina A.

Smoothie Re Artù:

Ingredienti:

- 1 tazza di kale fresco, lavato e senza gambo
- 1 tazza di mirtilli freschi o surgelati
- 1 pezzetto di zenzero fresco (circa 1 cm), sbucciato
- 1 cucchiaino di miele (o dolcificante a piacere)
- 2 gocce di olio essenziale di origano (assicurati che sia per uso alimentare)

Istruzioni:

- Metti tutti gli ingredienti nel frullatore e frulla fino a ottenere una consistenza liscia e omogenea.

- Assaggia lo smoothie e, se necessario, aggiusta il dolcificante o il sapore aggiungendo più miele o zenzero a piacere.

Questo smoothie sarà ricco di nutrienti come vitamina C, vitamina K, antiossidanti e sostanze fitochimiche benefiche per la salute. Il kale è una verdura a foglia verde ricca di nutrienti essenziali, mentre i mirtilli apportano antiossidanti e fibre. Lo zenzero aggiunge un tocco di sapore piccante e il miele dolcifica delicatamente la bevanda. L'olio essenziale di origano conferisce un aroma unico e può avere proprietà salutari, ma è importante utilizzarne solo alcune gocce, poiché è molto concentrato.

Smoothie Caraibi:

Ingredienti:

- 1 tazza di latte di cocco (puoi utilizzare il latte di cocco in scatola o quello fresco)
- 2 gambi di sedano, tagliati a pezzi
- 2 carote medie, sbucciate e tagliate a pezzi
- 1 tazza di uva bianca senza semi
- 1 cucchiaino di miele (opzionale, se desideri un po' di dolcezza in più)

Istruzioni:

- Metti tutti gli ingredienti nel frullatore e frulla fino a ottenere una consistenza liscia e omogenea.

- Assaggia lo smoothie e, se desideri, aggiungi un cucchiaino di miele per dolcificare leggermente la bevanda.

Questo smoothie avrà una base cremosa e saporita grazie al latte di cocco. Il sedano e le carote forniranno vitamine, minerali e fibre, mentre l'uva bianca aggiungerà dolcezza naturale e antiossidanti. Puoi regolare la quantità di latte di cocco in base alla consistenza desiderata, aggiungendo un po' di acqua se necessario.
Sperimenta con le proporzioni degli ingredienti per adattare lo smoothie ai tuoi gusti personali. Se preferisci una consistenza più densa, puoi aggiungere del ghiaccio al frullatore. Inoltre, se vuoi aumentare l'apporto proteico dello smoothie, puoi aggiungere una porzione di proteine in polvere come proteine di piselli o proteine di canapa.

Acque aromatizzate:

Le acque aromatizzate sono bevande rinfrescanti e gustose che puoi preparare facilmente a casa.
Ecco una semplice guida su come farle:

- Scegli gli ingredienti:
Puoi utilizzare una varietà di ingredienti per aromatizzare l'acqua, come frutta, erbe, spezie e anche verdure. Alcune opzioni popolari includono limoni, lime, arance, pompelmi, cetrioli, fragole, menta, basilico, zenzero e cetriolini sottaceto.

- Prepara gli ingredienti:
Lavali accuratamente per rimuovere eventuali impurità. Taglia la frutta o la verdura a fette sottili o pezzetti. Usa se vuoi le bucce degli agrumi che preferisci e se stai usando erbe o spezie, puoi schiacciarle leggermente per rilasciare gli oli essenziali.

- Scegli un contenitore:
Prendi un'ampia caraffa o un contenitore di vetro che possa contenere almeno un litro d'acqua. Assicurati che il contenitore sia pulito e sterilizzato.

- Aggiungi gli ingredienti all'acqua:
Metti gli ingredienti preparati nel contenitore d'acqua. Puoi combinare diversi ingredienti per ottenere nuovi sapori. Ad esempio, una combinazione popolare è quella di limone e menta.

- Schiaccia leggermente gli ingredienti:
Se vuoi intensificare il sapore, puoi schiacciare leggermente la frutta o l'erba con un cucchiaio di legno per rilasciare più aromi.

- Lascia riposare:
Copri il contenitore e lascia riposare l'acqua aromatizzata in frigorifero per almeno 1 o 2 ore. Questo darà il tempo agli ingredienti di infondere l'acqua con i loro sapori.

- Filtra e servi:
Dopo il periodo di riposo, puoi filtrare l'acqua per rimuovere gli ingredienti solidi. Utilizza un colino fine o un filtro per caffè per ottenere un'acqua più chiara. Trasferisci l'acqua aromatizzata in una caraffa pulita e servila con ghiaccio, se desideri.

- Conservazione:
L'acqua aromatizzata può essere conservata in frigorifero per un paio di giorni, ma ricorda che il sapore degli ingredienti potrebbe diventare più intenso con il tempo. Se noti un deterioramento del sapore o qualunque segno di degrado, è consigliabile gettare l'acqua aromatizzata rimanente e prepararne una fresca.

Sperimenta con diverse combinazioni di ingredienti per trovare i sapori che preferisci. Le acque aromatizzate sono un'ottima alternativa alle bevande zuccherate e possono essere personalizzate in base ai tuoi gusti personali.

<u>**Detox 5x5 estratto di carota e olio di origano:**</u>

Questo metodo di disintossicazione e molto potente ed efficace, dovuto alla presenza del falcarinolo della carota e il carvacrol nel'olio di origano. Quindi vi consiglio di prestare attenzione ai consigli riportati e di non abusare di questo metodo, e di informarvi sui suoi possibili effetti corraterali.

- Durata del protocollo:
Il protocollo dura complessivamente 8 giorni, con i primi 3 giorni di preparazione e i successivi 5 giorni di consumo dell'estratto di carota.

- Preparazione (Primi 3 giorni):
Durante i primi 3 giorni, è necessario evitare l'uso di glutine, latticini, cereali e semi di qualsiasi tipo. Questo significa eliminare alimenti come pane, pasta, latte, formaggio, cereali, semi e derivati. Questa fase di preparazione aiuta a ridurre il carico di tossine nel corpo e a rendere il processo di disintossicazione più efficace.

- 5x5 estratto di carota e olio di origano commestibile: Dal quarto giorno inizia il protocollo 5x5 con l'estratto di carota. Durante questi 5 giorni, dovrai preparare 5 bicchieri da 250 ml di succo o estratto di carota. In ogni bicchiere, aggiungi una goccia di olio essenziale di origano commestibile. Assicurati che l'olio di origano commestibile sia sicuro per il consumo umano e segui le istruzioni del produttore per l'uso corretto.

- Distribuisci i bicchieri di succo di carota durante il corso della giornata. Puoi bere un bicchiere al mattino, un bicchiere a metà mattinata, un bicchiere a pranzo, un bicchiere come spuntino e un bicchiere prima di cena.

- Durante il protocollo 5x5, continua ad evitare glutine, latticini, cereali e semi. Questo aiuta a ridurre l'ingestione di sostanze che potrebbero interferire con il processo di disintossicazione.

- Terminazione del protocollo:
Una volta completati i 5 giorni del protocollo 5x5 con l'estratto di carota e olio di origano commestibile, è possibile riprendere gradualmente

l'alimentazione abituale, inclusi glutine, latticini, cereali e semi. Tuttavia, è sempre importante seguire una dieta equilibrata e sana per sostenere la salute generale e limitare comunque questi alimenti.

Ricorda che i protocolli di disintossicazione possono variare da individuo a individuo e potrebbero richiedere una supervisione adeguata. Sebbene questo metodo sia usato regolarmente da molte persone e consigliato da molti nutrizionisti, puoi sempre chiedere a un professionista del settore una opinione su questo protocollo.

Sia l'estratto di carota che l'olio di origano commestibile offrono potenziali benefici per la salute, ma è importante utilizzarli in modo responsabile.

Infatti è importante menzionare l'effetto di detox eccessivo, noto anche come "effetto detox" o "effetto di eliminazione eccessiva".

Durante un processo di disintossicazione, specialmente se è intensivo, il corpo può reagire liberando una quantità di tossine consistente accumulata nel sistema.

Questo può portare a sintomi temporanei come mal di testa, affaticamento, irritabilità, disturbi del sonno o disturbi digestivi. Questi sintomi sono spesso considerati parte del processo di purificazione del corpo.

Tuttavia, è importante notare che l'effetto detox varia da persona a persona e dipende anche dalla quantità di tossine accumulate nel corpo. Alcune persone possono sperimentare questo effetto più intensamente, mentre altre possono sentirsi bene durante l'intero processo. È fondamentale ascoltare attentamente il proprio corpo e regolare il protocollo di disintossicazione in base alle proprie esigenze e reazioni.

Se si verificano sintomi di malessere o se l'effetto detox diventa troppo intenso da gestire, è consigliabile ridurre l'intensità del protocollo o interromperlo temporaneamente per poi riprendere in un secondo momento.

Ricorda che un approccio graduale e moderato alla disintossicazione è spesso più sicuro e sostenibile nel lungo termine. L'obiettivo principale dovrebbe essere quello di adottare un'alimentazione equilibrata, ricca di nutrienti e di evitare l'accumulo di tossine nel corpo attraverso scelte alimentari consapevoli e uno stile di vita sano in generale.

Conclusione del ricettario:

Con questo, concludiamo il capitolo dedicato al ricettario, un vero tesoro di idee per un'alimentazione sana e nutrizione equilibrata.

Attraverso le ricette presentate, hai avuto l'opportunità di scoprire una varietà di piatti deliziosi che possono arricchire la tua cucina e il tuo benessere.

Dalle colazioni nutrienti che ti danno la carica per affrontare la giornata, ai pranzi bilanciati che ti mantengono soddisfatto/a fino alla cena, passando per gli spuntini salutari e le bevande rinfrescanti, hai potuto sperimentare una vasta gamma di sapori e combinazioni che favoriscono una corretta nutrizione.

Nel capitolo, oltre alle ricette, ho incluso anche un protocollo detox che ti guiderà in un percorso di purificazione e rigenerazione attraverso una dieta mirata. Sarai in grado di liberarti da cattive abitudini alimentari e dare il via a una nuova fase di energia e vitalità.

Ti invito come sempre a sperimentare con le ricette presentate e a personalizzarle in base ai tuoi gusti e alle tue esigenze.

Non esitare a mettere alla prova la tua creatività, provando varianti e adattamenti che ti soddisfino appieno.

Ricorda che l'alimentazione sana è un percorso individuale e puoi adattarla alle tue preferenze senza compromettere la nutrizione.

Fai scelte consapevoli quando pianifichi i pasti, coinvolgi familiari e amici nella preparazione e sfrutta le risorse disponibili per approfondire ulteriormente i concetti trattati.

Prenditi cura di te stesso/a e del tuo corpo, perché meriti di sentirsi al meglio. Il cibo può diventare un alleato nella tua ricerca del benessere complessivo.

Sfrutta il potere delle ricette e del protocollo detox per avviare un'autentica trasformazione.

Sii aperto/a all'esperienza di esplorare nuovi ingredienti, di abbracciare nuove combinazioni di sapori e di adattare le ricette alle tue esigenze.

L'alimentazione sana è una fonte inesauribile di scoperta e piacere.

Con questi strumenti a tua disposizione, sei pronto/a per intraprendere un percorso verso un'alimentazione sana e nutriente, scopri il protocollo detox e permetti al cibo di diventare un veicolo per la tua salute e il tuo benessere.

CAPITOLO 8

Conclusione e riflessione:

Siamo giunti al termine di questa avventura.
Nel corso di queste pagine, abbiamo esplorato il vasto mondo dell'alimentazione sana e della nutrizione, scoprendo l'importanza di una scelta consapevole dei cibi che mettiamo nel nostro corpo.
Abbiamo affrontato diversi temi, dalla pratica dell'alimentazione consapevole al riconoscimento delle sostanze dannose e benefiche presenti negli alimenti che consumiamo quotidianamente.
Uno degli aspetti che abbiamo analizzato è stato il potente impatto del marketing e della manipolazione nell'industria alimentare.
Abbiamo scoperto come le strategie pubblicitarie spesso ci spingono verso alimenti poco salutari, travestiti da "salutari", attraverso etichette ingannevoli e promesse seducenti.
Abbiamo imparato a riconoscere queste tattiche e a fare scelte informate che preservino la nostra salute e il benessere.
Abbiamo anche esplorato i movimenti alimentari emergenti e la moda culinaria che spesso dominano il panorama odierno, esaminando l'importanza di valutare criticamente queste tendenze e di adattarle alle nostre esigenze personali, assicurandoci che siano sostenibili e coerenti con una dieta equilibrata.
Per rendere tutto ciò ancora più pratico, ho incluso un ricettario ricco di idee gustose e nutrienti per ispirare le tue scelte alimentari.
Oltre a ciò, ho condiviso consigli utili basati su ricerche scientifiche e esperienze concrete, che possono essere applicati nella tua vita di tutti i giorni.

Spero che durante la lettura di questo libro tu abbia acquisito una maggiore consapevolezza e comprensione dell'importanza di un'alimentazione sana e nutriente.
Ricorda, le tue scelte alimentari possono influenzare la tua salute a lungo termine e il tuo benessere complessivo.
Sii sempre curioso, sperimenta e impara continuamente, mantenendo uno sguardo critico verso le informazioni che incontri lungo il cammino.
Prenditi cura di te stesso e degli altri, diffondendo la consapevolezza dell'alimentazione sana e nutrizione.

Condividi il sapere che hai acquisito e incoraggia gli altri a fare scelte alimentari che li nutrano veramente.

Ricordati che il potere di trasformazione parte da te.

Ricorda che la nutrizione è un percorso individuale e non esiste una soluzione universale.

Ascolta il tuo corpo, sii gentile con te stesso e prenditi cura di te in modo olistico.

Ebbene sì, siamo effettivamente entrati in un'epoca di forti cambiamenti e evoluzioni nel campo della nutrizione, della salute e della medicina.

Le scoperte scientifiche continuano a dimostrare l'importanza delle sostanze bioattive e il ruolo che svolgono nel promuovere la salute e il benessere.

I vecchi pensieri medici che ci hanno accompagnato negli ultimi decenni stanno progressivamente lasciando spazio a una comprensione più completa e approfondita dell'impatto della nutrizione sul nostro corpo.

Mentre la conoscenza evolve, è fondamentale che siamo aperti al cambiamento e pronti ad abbracciare nuove informazioni e approcci.

La consapevolezza è davvero un mezzo potente per iniziare un cammino nuovo verso la salute e il benessere.

Questa consapevolezza può coinvolgere l'educazione su come gli alimenti interagiscono con il nostro organismo, la comprensione degli effetti delle sostanze bioattive e la consapevolezza dell'impatto di modelli alimentari e abitudini quotidiane sulla nostra salute.

L'inizio di un cammino nuovo richiede coraggio e apertura mentale.

Significa essere disposti a sfidare le convinzioni precedenti e a esplorare nuove frontiere nella scienza e nella ricerca.

È un percorso che richiede impegno e costanza, ma può aprire le porte a una vita di salute e benessere ottimali.

Sappiamo che la salute è un concetto olistico che va oltre la sola alimentazione.

È importante prendersi cura del corpo, della mente e dell'anima.

La nutrizione gioca un ruolo chiave in questo equilibrio, fornendo i nutrienti necessari per il funzionamento ottimale del nostro organismo.

Quindi, lasciamo andare i vecchi pensieri medici che non tengono conto delle nuove scoperte scientifiche e abbracciamo un approccio più ampio e consapevole verso la nutrizione.

La consapevolezza e l'inizio di questo percorso possono essere considerati come il primo passo verso la salvezza, verso una vita più sana e appagante.

Affrontiamo questa sfida insieme, aprendoci a nuove possibilità e impegnandoci a coltivare un rapporto positivo con il cibo e il nostro corpo.

Che la nostra ricerca di conoscenza e consapevolezza ci conduca verso un futuro in cui la nutrizione e la salute siano trattate con la serietà e l'importanza che meritano.

È assolutamente fondamentale comprendere che le malattie degenerative, infezioni croniche e cancro non sono semplicemente il risultato della sfortuna, ma spesso hanno cause sottostanti è un punti fondamentali.

Agire solo sugli effetti delle malattie farmacologicamente, senza affrontare le cause profonde, non permette una vera guarigione o prevenzione a lungo termine.

Nel contesto della nutrizione e della salute, è essenziale riconoscere che le scelte alimentari e lo stile di vita possono svolgere un ruolo significativo nello sviluppo delle malattie degenerative.

Una dieta squilibrata, ricca di alimenti altamente processati, povera di nutrienti essenziali e carica di sostanze dannose, può contribuire all'insorgenza di tali patologie.

Quindi, affrontare le cause profonde richiede un'analisi critica del nostro regime alimentare e dello stile di vita complessivo.

Dobbiamo essere disposti a rivedere le nostre abitudini e a impegnarci per una dieta equilibrata e uno stile di vita sano.

Inoltre, è importante considerare anche altri fattori che possono influenzare le malattie degenerative, come lo stress, la mancanza di attività fisica, l'esposizione a sostanze tossiche e l'ambiente in cui viviamo.

Affrontare questi aspetti richiede un approccio integrato e olistico alla salute, che tenga conto di tutti gli elementi che influenzano il nostro benessere complessivo.

Ricordiamo che l'obiettivo non è solo curare le malattie una volta che si sono manifestate, ma anche prevenirle.

Investire nella prevenzione attraverso la dieta e uno stile di vita attivo e una consapevolezza costante dei fattori che possono influenzare la nostra salute, è la strada per evitare o ridurre il rischio di malattie degenerative.

Comprendere che le malattie degenerative hanno cause sottostanti e agire solo sugli effetti non cura la causa è un passo fondamentale verso una vera guarigione e prevenzione a lungo termine.

Siamo responsabili delle nostre scelte alimentari e dello stile di vita, e attraverso una consapevolezza continua e un impegno per una salute ottimale, possiamo contribuire a invertire la tendenza e adottare un approccio più proattivo verso la nostra salute.

Ci vorrà del tempo affinché la medicina patologica adotti cammini diversi, che vanno al di là della sola farmaceutica.

Tuttavia, c'è una crescente consapevolezza dell'importanza dell'alimentazione e dello stile di vita nella prevenzione e nel trattamento di molte malattie.

Già oggi, molti professionisti della salute stanno adottando un approccio integrato, che include la nutrizione e la promozione di uno stile di vita sano come componenti fondamentali della cura del paziente.

La medicina funzionale e la medicina integrativa sono due approcci che considerano questi aspetti in modo più completo.

In effetti, nel futuro potremmo assistere a una maggiore collaborazione tra medici di base, biologi e nutrizionisti.
Questa integrazione potrebbe portare a una comprensione più profonda dei meccanismi biologici che legano la nutrizione alla salute e alla malattia.
L'idea di un medico di base che abbia una solida conoscenza della biologia e della nutrizione potrebbe consentire un trattamento più completo e personalizzato per i pazienti.
Questo approccio potrebbe includere l'analisi dei dati genetici, delle condizioni ambientali e dello stile di vita del paziente per offrire una diagnosi più accurata e una terapia mirata.
Tuttavia, è importante riconoscere che il campo della medicina è complesso e in continua evoluzione.
Ci sono ancora molte sfide da affrontare, come l'accesso a informazioni aggiornate e di qualità, la formazione dei professionisti sanitari e la necessità di evidenze scientifiche solide per supportare gli interventi nutrizionali.
Il cambiamento richiede tempo e un impegno collettivo da parte di professionisti, istituzioni, ricercatori e individui interessati alla salute.
Nel frattempo, è fondamentale che noi stessi adottiamo un ruolo attivo nella nostra salute, cercando informazioni affidabili, facendo scelte consapevoli e collaborando con i professionisti sanitari per ottenere una cura personalizzata e basata sulle evidenze.

In definitiva, il futuro potrebbe vedere una maggiore integrazione tra la medicina patologica tradizionale, la biologia e la nutrizione.
Questo potrebbe portare a un approccio più completo e personalizzato alla salute, con una maggiore attenzione alla prevenzione e alla gestione dei fattori di rischio attraverso la nutrizione.

In qualità di autore di questo libro, il mio obiettivo principale è stato quello di informare e istruire i lettori sulle tematiche legate all'alimentazione sana e alla nutrizione.
Spero che il libro abbia fornito una fonte di conoscenza e ispirazione, motivando i lettori a riflettere sulle proprie abitudini alimentari e a prendere decisioni più consapevoli per la propria salute e il proprio benessere.

Tuttavia, riconosco che il mio lavoro è solo l'inizio.
La nutrizione è un campo vasto e in continua evoluzione, con nuove scoperte scientifiche che emergono regolarmente.
Come autore, mi impegno a continuare ad approfondire la mia conoscenza e ad addentrarmi ancora di più in questo mondo affascinante.
Il mio desiderio è di continuare a informare le persone e a condividere le ultime informazioni e scoperte nel campo dell'alimentazione e della nutrizione. Voglio incoraggiare una consapevolezza continua, stimolare la

curiosità e fornire strumenti pratici per implementare scelte alimentari più sane e stili di vita equilibrati.

Mi impegno anche a diffondere il messaggio a un pubblico più ampio, cercando di raggiungere il maggior numero possibile di persone.

Credo che l'informazione sia una delle chiavi per trasformare le abitudini alimentari. Spero che il mio lavoro possa contribuire a migliorare la qualità di vita delle persone attraverso una migliore alimentazione.

Continuerò a impegnarmi nel mio ruolo di informatore e divulgatore nel campo dell'alimentazione e della nutrizione, cercando sempre di offrire informazioni aggiornate e di qualità. Insieme, possiamo lavorare per promuovere una maggiore consapevolezza e un cambiamento positivo nella nostra società.

Ho dedicato anni alla ricerca e allo studio nel campo della nutrizione, nonostante non possieda ancora un titolo formale di biologo o nutrizionista.

Durante questo percorso, ho partecipato a conferenze, ho condotto interviste e ho approfondito le mie conoscenze personali.

La mia esperienza come chef di cucina mi ha fornito una prospettiva unica sulle preparazioni alimentari e mi ha permesso di comprendere l'importanza di una corretta alimentazione per la salute e il benessere.

Ho cercato di condividere le mie scoperte e le mie conoscenze con gli altri, motivando le persone a prendere decisioni più consapevoli per il loro benessere.

Nonostante non abbia ancora ottenuto un titolo formale, sto facendo tutto il possibile per acquisire le competenze necessarie per far parte della comunità di biologi nutrizionisti.

Sto organizzando la mia formazione e sto investendo nel mio apprendimento continuo.

Sono consapevole che il mio percorso richiede impegno e studio costanti, ma sono determinato a fornire un servizio professionale e competente.

Spero che con il tempo e l'esperienza, sarò in grado di integrare la mia passione per la cucina con una solida base scientifica, offrendo un approccio completo alla nutrizione e alla salute.

Mi rendo conto che il cammino verso la professione di biologo nutrizionista richiede tempo e dedizione, ma sono orgoglioso di ciò che ho raggiunto finora e guardo con ottimismo al futuro.

Continuerò a informarmi, a sviluppare le mie competenze e a condividere le mie conoscenze con gli altri.

Il mio obiettivo è quello di informare e istruire le persone sull'importanza dell'alimentazione consapevole e della nutrizione per la salute e il benessere.

Sono grato per l'opportunità di condividere questa passione con voi e spero di fare la differenza nella vita delle persone, incoraggiandole a prendere decisioni più consapevoli per una vita più sana e equilibrata.

Vorrei concludere ringraziando voi, cari lettori, per avermi accompagnato in questo viaggio attraverso il mondo dell'alimentazione sana e della nutrizione.
Spero che il mio libro abbia fornito informazioni preziose e stimoli per adottare scelte alimentari consapevoli.
Il vostro sostegno e interesse sono stati fondamentali per me, e mi avete motivato a continuare a cercare nuove conoscenze e ad approfondire il mio impegno nel campo della nutrizione.
Siete voi che mi ispirate a condividere le ultime scoperte scientifiche, a diffondere il messaggio dell'alimentazione sana e a informare sempre di più le persone sulle scelte che possono fare per il loro benessere.
Vi incoraggio a continuare il vostro percorso di apprendimento e ad applicare le conoscenze acquisite nel vostro quotidiano.
Ricordate che ogni piccolo passo verso una migliore alimentazione ha un impatto significativo sulla vostra salute e sul vostro benessere generale a lungo termine.

Che siate lettori, chef, biologi, nutrizionisti o semplicemente persone interessate a vivere una vita sana, vi ringrazio per il vostro tempo e la vostra fiducia. Continuate a esplorare, a porre domande e a cercare le risposte che vi porteranno a un'ottima salute.
Con la speranza di avervi ispirato e informato, auguro a ciascuno di voi un cammino di consapevolezza, scoperta e gioia nel raggiungimento di una vita sana e felice.
Grazie per l'opportunità di essere parte del vostro percorso di conoscenza e cambiamento. Sono fiducioso che, insieme, possiamo fare la differenza nella vita delle persone e contribuire a un futuro più sano e consapevole per tutti.

Arrivederci a presto!

Ringraziamenti, riferimenti, links

Ringraziamenti:

Desidero esprimere la mia gratitudine e riconoscenza a tutte le persone che hanno reso possibile la realizzazione di questo libro.
Senza il loro supporto, dedizione e incoraggiamento, questa opera non sarebbe mai stata completata.

Innanzitutto, vorrei ringraziare Linda, Stefania, le mie care amiche e compagne di giochi di strategia.
Mia cucina Arianna, straordinaria chef e la sua pagina istagram (artiannacucinaperte)
Gabriel, Silvia e Manuel, studenti di biologia alla università della Laguna (Tenerife).
Infine tutto il team della scuola di cucina Cook & Taste.
Per il loro continuo sostegno e per aver condiviso i loro preziosi feedback su ogni capitolo del libro.
Le vostre opinioni sono state fondamentali per perfezionare il contenuto e renderlo significativo per i lettori.

Un ringraziamento speciale va a Barbara e Marina, la mia amata famiglia, per il loro incrollabile incoraggiamento e il sostegno incondizionato lungo tutto il percorso di scrittura.
Le vostre parole di apprezzamento e i vostri suggerimenti mi hanno spronato a dare il massimo e a superare ogni sfida.

Desidero estendere la mia gratitudine ad Antonio e al suo studio (wwwendesing.it) per la creazione della meravigliosa grafica di copertina.
Grazie per aver trasformato la mia visione in una copertina accattivante e suggestiva.

Un ringraziamento speciale va anche a tutti i lettori che hanno mostrato interesse e apprezzamento per il mio lavoro.
Le vostre parole di feedback e di sostegno mi hanno dato la conferma che il mio impegno non è stato vano, e mi avete spinto a migliorarmi costantemente.

Desidero inoltre ringraziare il mio editore e il team che ha lavorato instancabilmente per rendere questo libro una pubblicazione di successo. Il vostro impegno, la vostra professionalità e il vostro supporto sono stati fondamentali in ogni fase del processo editoriale.

Infine, vorrei dedicare un pensiero speciale a tutte le persone che mi hanno ispirato nel corso della mia vita e che hanno contribuito alla mia crescita personale e intellettuale. (Dr Frank Suarez, Dr Ludwig Johnson, Dr Valter Longo, Dr Alessio Fasano), e altri che non posso nominare ma sanno che mi riferisco a loro.
Siete stati i veri protagonisti di questa storia e la vostra influenza si riflette nelle pagine di questo libro.

Grazie ancora a tutti coloro che hanno fatto parte di questa avventura letteraria. Il vostro sostegno è stato inestimabile e non potrò mai ringraziarvi abbastanza per aver reso possibile la realizzazione di questo libro.

Riferimenti scientifici e studi:

In seguito troverete i miei principali punti di riferimento nonché fonti di informazioni contenute in questo libro.
Ecco una lista di alcune delle riviste scientifiche più famose che pubblicano ricerche sull'alimentazione:

Nature
Science
Cell Metabolism
The American Journal of Clinical Nutrition
The Journal of Nutrition
Nutrition Reviews
The American Journal of Physiology - Endocrinology and Metabolism
The British Journal of Nutrition
The Journal of the Academy of Nutrition and Dietetics
The Journal of Nutritional Biochemistry
Associazione biologi nutrizionisti italiani (ABNI)
Associazione italiana di dietetica e nutrizione (ADI)
Fondazione italiana per la ricerca sul cancro (AIRC)

Queste riviste coprono una vasta gamma di argomenti legati all'alimentazione, alla nutrizione, al metabolismo e alle scienze biologiche correlate e sono solo alcune delle riviste di rilievo nella comunità scientifica, ci sono molte altre riviste specializzate che si concentrano su specifiche aree di ricerca nell'alimentazione e nella nutrizione.

Ecco alcuni studiosi biologi, che stimo e seguo da anni, che si dedicano alla ricerca nell'ambito dell'alimentazione e della nutrizione legato alle malattie:

Dr. Ludwig Johnson: È un noto medico e ricercatore specializzato nel campo della nutrizione e della salute. Si dedica a promuovere uno stile di vita sano attraverso l'alimentazione e l'esercizio fisico. È noto per i suoi approcci basati sulla medicina funzionale e sulla prevenzione delle malattie, offrendo consigli su come migliorare la salute generale e gestire condizioni specifiche come il diabete o l'obesità.

Dr. Frank Suárez: È un altro esperto nel campo della salute e della nutrizione. Si concentra sulla gestione del peso e sul miglioramento del metabolismo. Ha sviluppato il metodo "Metabolismo Ultra Poderoso" e ha scritto diversi libri sull'argomento.

Il suo approccio si basa sulla comprensione e sulla manipolazione dei processi metabolici per ottenere una salute ottimale e un peso corporeo sano.
(Il Dr Frank Suárez purtroppo e deceduto il 25 febbraio 2021, durante la progettazione e la stesura del libro.
Nonostante il fatto che sia stato dichiarato ufficialmente suicidio, alcune persone sostengono che possa essere stato assassinato a causa del suo coinvolgimento nelle critiche alle case farmaceutiche. Queste affermazioni non sono state confermate da prove concrete, ma all'interno della comunità di colleghi, amici e famigliari la dichiarazione di suicidio non è accettata. È comprensibile che alcune persone possano avere dubbi o speculazioni, ma al momento non ci sono elementi concreti che suggeriscano un coinvolgimento esterno in questo tragico evento. Vi invito a esaminare voi stessi il caso, se siete interessati.)

<u>Dr. David Ludwig</u> - Specializzato in obesità, metabolismo e alimentazione. È autore di numerosi libri sul tema.

<u>Dr. Marion Nestle</u> - Esperta di scienze dell'alimentazione e autrice di vari libri sul sistema alimentare e sulle politiche nutrizionali.

<u>Dr. Walter Willett</u> - Epidemiologo e nutrizionista, è noto per le sue ricerche sull'alimentazione e sulla salute. È autore del libro "Eat, Drink, and Be Healthy".

<u>Dr. T. Colin Campbell</u> - Biologo e autore del libro "The China Study", che esamina la correlazione tra alimentazione e malattie croniche.

<u>Dr. Valter Longo</u> - Esperto in biologia e longevità, ha condotto ricerche sul digiuno e sulla restrizione calorica.

<u>Dr. Susan Jebb</u> - Nutrizionista e ricercatrice specializzata nell'obesità e nella prevenzione delle malattie cardiovascolari.

<u>Dr. Dariush Mozaffarian</u> - Epidemiologo e ricercatore sull'alimentazione, ha studiato gli effetti degli acidi grassi sulla salute cardiometabolica.

<u>Dr. Alessio Fasano</u> - Immunologo e ricercatore specializzato nelle malattie autoimmuni e nella celiachia.
Ha contribuito significativamente alla comprensione della celiachia e delle malattie autoimmuni.

Ecco alcuni dei suoi lavori e contributi più importanti:

Studio sulle basi genetiche della celiachia:
Ha condotto ricerche sulle basi genetiche della celiachia, una malattia autoimmune scatenata dall'ingestione di glutine in individui geneticamente predisposti. I suoi studi hanno contribuito a identificare i geni coinvolti nella suscettibilità alla celiachia.
Ruolo della permeabilità intestinale:
Il Dr. Fasano ha condotto ricerche sull'importanza della permeabilità intestinale nella patogenesi di diverse malattie autoimmuni, inclusa la celiachia. Ha sviluppato il concetto di "triade delle interazioni tra l'ambiente, il microbioma intestinale e la permeabilità intestinale" che sottolinea l'importanza del ruolo della barriera intestinale nella salute e nelle malattie.
Ricerca sulle malattie autoimmuni associate alla celiachia:
Il Dr. Fasano ha anche studiato l'associazione tra la celiachia e altre malattie autoimmuni, come il diabete di tipo 1, la tiroidite autoimmune e la dermatite erpetiforme. Ha contribuito a chiarire i meccanismi sottostanti a queste associazioni.
Il Dr. Alessio Fasano ha pubblicato numerosi articoli scientifici su questi argomenti in riviste di rilievo nel campo dell'immunologia e della gastroenterologia.
I suoi contributi sono stati fondamentali per la comprensione della celiachia e delle malattie autoimmuni correlate.

Ci sono molti altri professionisti di spicco in questo campo che contribuiscono con le loro scoperte e le loro pubblicazioni scientifiche. Vediamo ora gli studi nel campo della oncologia e infezione applicati all'alimentazione:
L'uso della vitamina C nel campo dell'oncologia è stato oggetto di dibattito e ricerca. Ecco alcune delle riviste scientifiche dove sono state pubblicate ricerche sull'uso della vitamina C in oncologia:

Cancer Research:
Rivista di riferimento per la ricerca sul cancro, pubblica numerosi studi sulla terapia con vitamina C e il suo impatto sulle cellule tumorali.

Journal of Clinical Oncology:
Rivista specializzata nella ricerca e nella pratica clinica dell'oncologia. Alcuni studi sull'uso della vitamina C in combinazione con altre terapie antitumorali sono stati pubblicati su questa rivista.

Cancer Cell:

Rivista che si focalizza sulle scoperte nel campo delle cellule tumorali.
Alcuni studi sull'uso della vitamina C come potenziale agente antitumorale
sono stati pubblicati su questa rivista.

<u>Antioxidants & Redox Signaling:</u>
Rivista che tratta il ruolo degli antiossidanti e dei segnali redox nella
patologia umana, inclusi gli studi sulla vitamina C e il cancro.

<u>Free Radical Biology & Medicine:</u>
Rivista che si concentra sulla ricerca sulle specie reattive dell'ossigeno e il
loro ruolo nelle malattie umane, inclusa la ricerca sull'uso della vitamina C
nel contesto oncologico.

Links di interesse:

metabolismo TV

viveprimal

Dr. Ludwig Johnson istagram

JAMA The latest medical research

The American journal of clinical nutrition

Cell Metabolism

Nutrition reviews

ABNI

ADI

AIRC (studi sulla vitamina c e cancro)

Food for Life instagram

Food for Life

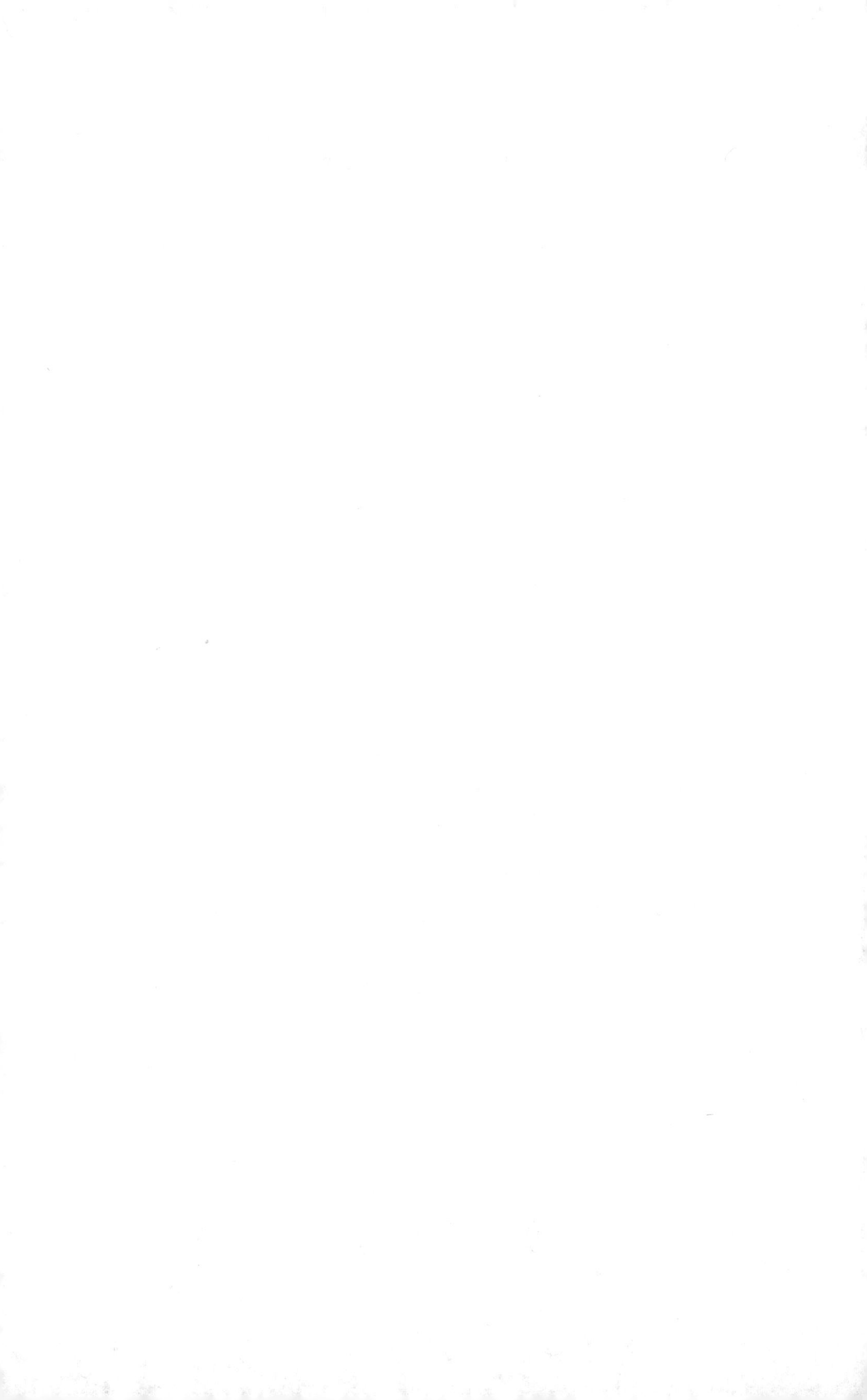